DE L'ALCOOL

SON ACTION PHYSIOLOGIQUE

SES

APPLICATIONS THÉRAPEUTIQUES.

DE L'ALCOOL

SON ACTION PHYSIOLOGIQUE

SES APPLICATIONS THÉRAPEUTIQUES

PAR

ALFRED GODFRIN,

DOCTEUR EN MÉDECINE.

PARIS
ADRIEN DELAHAYE, LIBRAIRE-ÉDITEUR
PLACE DE L'ÉCOLE-DE-MÉDECINE

1869

DE L'ALCOOL

SON ACTION PHYSIOLOGIQUE

SES APPLICATIONS THÉRAPEUTIQUES

INTRODUCTION

Les remarquables travaux de MM. Maurice Perrin, Ludger-Lallemand et Duroy ont remis à l'ordre du jour la question de l'alcool. Quelque temps avant eux, grâce aux efforts de R.-B. Todd et de ses élèves, cet agent avait pris place, et d'une façon éclatante, dans le traitement des maladies fébriles. Ces faits importants, les contestations qui s'ensuivirent, le patronage et l'autorité de M. le professeur Béhier, rallié aux doctrines et à la pratique de Todd, contribuèrent à l'éclosion d'une quantité considérable de mémoires, auxquels on pourra désormais joindre le nôtre.

On pourra nous dire qu'il eût mieux valu porter notre attention ailleurs, le sujet ayant été suffisamment exploité. Il nous a paru qu'il restait encore des choses intéressantes à dire, des faits nouveaux à résumer dans une exposition que nous tâcherons de faire la plus claire possible; c'est notre principal but.

Les vues de Todd et de ses imitateurs reposent en

grande partie sur une erreur touchant les propriétés réelles de l'alcool. Cette substance, pour le dire de suite et marquer le point qui nous sépare de nos prédécesseurs, agit, dans les maladies aiguës, précisément comme antipyrétique direct, comme réfrigérant, et son action excitante est pour peu de chose, croyons-nous, dans les effets souvent merveilleux qu'elle a produits.

Les leçons de M. le professeur Sée sur l'alcool, faites l'année dernière à son cours de thérapeutique, nous ont servi de guide et de jalons dans la rédaction de ce travail. Nous y avons puisé surtout la direction physiologique indispensable aujourd'hui pour des travaux de ce genre. Enfin nous remercions notre ami, M. le Dr Regnard, du concours qu'il a bien voulu nous prêter en ce qui concerne l'exposé des travaux étrangers.

CHAPITRE PREMIER.

GÉNÉRALITÉS SUR L'ALCOOLISME.

Désirant donner une esquisse succincte, mais complète, de l'action de l'alcool, nous ne pouvions passer sous silence une de ses plus intéressantes manifestations. Cette substance, comme l'arsenic, et bien plus encore, intervient dans la question d'hygiène; on a tout dit sur l'intensité de ses ravages. Sans chercher à empiéter sur les Sociétés de tempérance, nous exposerons rapidement et à grands traits les caractères et les lésions de l'alcoolisme, réservant l'étude de leur mécanisme au chapitre suivant. C'est ici comme une sorte d'entrée en matière, en même temps qu'un tableau général et fortement teinté, de l'action physiologique de l'alcool.

Nous n'avons pas à entrer dans la description des boissons diverses dont l'abus peut conduire à l'alcoolisme. Mais notons, dès maintenant, la distinction que nous retrouverons à propos de l'étude physiologique. C'est l'alcool lui-même, et non pas le vin dans son ensemble, qui produit les accidents. La grande quantité de ce dernier liquide absorbé par les buveurs de profession, équivaut, il est vrai, à des doses sérieuses d'alcool. Néanmoins, presque toujours, il s'y joint l'abus de l'alcool proprement dit, de l'eau-de-vie; sans quoi, les accidents sont relativement très-rares. Ainsi, même au point de vue hygiénique, il faut se garder de confondre l'action du vin avec celle de l'alcool.

D'autre part, il entre dans la composition de diverses liqueurs, des substances susceptibles d'avoir, par elles-mêmes, une action des plus déplorables. Le fait a été mis hors de doute par Marcé et récemment par M. le Dr Magnan dont nous avons pu suivre à l'asile Sainte-Anne les remarquables expériences. Il importe, avant tout, de dégager l'action de l'alcool de celle des autres substances qui lui sont si souvent mêlées.

Or, chez les buveurs d'absinthe, on remarque une série d'accidents tout particuliers et sur lesquels nous voulons un instant attirer l'attention. On les trouve caractérisés de la façon la plus remarquable dans l'observation suivante.

Observation Ire.

Cl. (Louis), âgé de 32 ans, épicier, marchand de vin, entre à Bicêtre le 31 octobre 1863.

Il est d'une bonne constitution, d'un tempérament lymphatico-nerveux, d'une santé excellente, d'un caractère doux et uniforme jusqu'au commencement de 1862, époque à laquelle, changeant de métier, il cesse d'être pâtissier pour devenir épicier, marchand de vin. Jusque-là sa conduite avait été régulière et il n'avait fait d'excès d'aucune nature. Ses antécédents héréditaires n'ont rien de particulier à signaler; il a eu quatre enfants, dont deux sont morts accidentellement, et les deux survivants jouissent d'une santé parfaite; le plus jeune a environ 2 ans : leur naissance remonte donc à une époque antérieure à son installation comme marchand de vin.

A partir du mois de février 1861, Cl., pour attirer

les clients, se fait un devoir de boire avec eux, et chaque jour il prend une assez grande quantité de vin, bière, eau-de-vie; de temps à autre, quelques verres d'absinthe.

Trois mois de ce genre de vie, et Cl. a déjà perdu l'appétit, il dort mal, devient irritable, «se lance alors dans l'absinthe (suivant son expression) pour se donner du ton,» et il fait l'aveu d'en avoir bu de quatre à six verres par jour. Sa femme prétend qu'il en prenait souvent en cachette. Cette habitude contractée, conseil des amis, prières de sa femme, ne l'empêchent pas de prendre ses absinthes, il se trouve mieux après les avoir bues, et quelque chose lui manque, dit-il, quand par hasard il n'a pas fait ses libations ordinaires. Avec ce régime, la santé continue à s'altérer; l'appétit, presque nul, devient capricieux; les digestions sont pénibles; quelquefois des vomissements de mucosités aigres se montrent le matin; il survient des défaillances qui le forcent par moment à s'arrêter, et même à s'asseoir; du tremblement dans les mains, plus marqué le matin qu'après le repas.

Ces phénomènes persistent pendant l'année 1862, ils augmentent avec les excès, et diminuent quand, forcé de garder le lit, il s'affranchit pour quelque temps de ces déplorables habitudes; mais, au commencement de 1863, Cl., dont la santé est très-altérée, «pour se donner des forces,» a recours, plus fréquemment encore que d'habitude, à l'absinthe. Bientôt des accidents nouveaux surviennent; il est pris subitement d'une crise convulsive à l'église pendant un enterrement; il tombe tout à coup, perd connaissance, agite les bras et les jambes, la face devient grimaçante, de l'écume se montre à la bouche il a la langue mordue. Après quelques minutes Cl... revient à lui, conserve un air hébété tout le jour, et reprend le lendemain sa physionomie habituelle. A partir de ce moment, les défaillances se montrent plus fréquemment mais sans perte de connaissance. La santé devient plus mauvaise et, vers le 15 octobre, à la suite d'excès de boissons et surtout d'absinthe, une deuxième crise survient en montant un escalier. Alors comme précédemment perte de connaissance, écume à la bouche, etc. La chute détermine plusieurs contusions à différentes parties du corps, plaie à la région orbitaire, il reste de la fatigue, de l'hébétude pendant deux jours, puis Cl... se remet à boire et est amené à Bicêtre, le 8 octobre. Il est agité et crie toute la nuit. A la visite on le trouve maintenu dans le lit avec la camisolle; pâle, bouffi, teint plombé, le visage couvert de sueurs, les yeux brillants, les pupilles dilatées, non inégales, la langue blanche, déchirée profondément des deux côtés; le ventre dur avec de la constipation ; urines rougeâtres donnant par l'acide nitrique et la chaleur un dépôt albumineux d'environ la moitié du tube.

La sensibilité est exaltée au simple contact, et au pincement il y a un tremblement considérable des bras et des jambes, des lèvres et de la langue; la voix faible, la parole hésitante et tremblante. Il s'agite, soulève la tête, regarde de tous côtés, change de conversation à chaque instant, n'a pas conscience du lieu où il se trouve, se croit dans la rue, chez lui, croit voir sa femme, ses enfants, les engage à fuir, à échapper au danger, voit au pied du lit des rats, des araignées, a peur, crie.

Il passe ainsi la journée. On lui prescrit : un grand bain de deux heures, une potion avec 30 gouttes de laudanum.

1er novembre. Pas de repos la nuit précédente. Les hallucinations persistent le matin, il voit le visage de sa fille couvert d'ordures. Il se plaint d'une douleur de chaque côté de la poitrine. Respiration fréquente, pas de toux, percussion, auscultation, rien d'anormal. Peau chaude, baignée de sueurs; pouls fréquent, intermittent, battements de cœur irréguliers, saccadés. Urines moins rouges, traitées par l'acide nitrique et la chaleur donnent un dépôt albumineux du tiers du tube. Il y a des douleurs dans les reins.

Prescription. Potion avec 30 gouttes de laudanum.

Le 2. Persistance des hallucinations, conscience nette, tremblement des mains, marche mal assurée, pouls régulier, respiration facile.

Prescription. Bains. Même potion.

Le 4. Plus d'hallucinations, il écrit une lettre raisonnable. Face pâle, bouffie, lèvres décolorées, regard encore indécis; urine moins rouge, moins de précipité.

Même prescription que le 2.

Le 6. Dort bien, visage reposé, réponses nettes.

Le 9. Amélioration de la santé, appétit, langue cicatrisée, et peut manger pain et viande ; tremblement des mains, encore de l'albumine.

Le 11. Nuit bonne, pas de rêves; réponses nettes et sensées, tremblement moindre, pas de tremblement de la parole, appetit, digestion régulière, plus d'albumine dans les urines.

Le 15. On est venu le voir, et on l'a mis au courant de ses affaires qui vont mal, il est inquiet et désire sortir bientôt pour y veiller.

Le 20. L'amélioration continue; il sort le 23, quoique sa santé ne soit point complétement rétablie.

Cl... est ramené à Bicêtre le 28 avril 1864.

D'après les renseignements il n'a pas cessé de boire depuis sa sortie, prenait moins d'eau-de-vie, mais toujours de l'absinthe. Il s'est enivré plusieurs fois, et alors devenait irritable, frappait sa femme; sa santé, toujours chancelante, l'a rendue incapable de tout travail, il a gardé le lit trois semaines pour une fluxion de poitrine. Il y a cinq jours, après plusieurs abus d'absinthe, crise semblable aux deux précédentes.

A son entrée, il est pâle, bouffi; lèvres violacées, sclérotiques, sillon labio-nasal jaunâtre, yeux noyés, regard inquiet, interrogateur, se cramponne aux objets qui l'entourent, saisit ses voisins, semble en butte à de nombreuses hallucinations de la vue et de l'ouïe; répond mal aux questions, on ne peut arriver à fixer son attention sur un point déterminé, répond deux ou trois mots, puis s'arrête, retourne la tête avec inquiétude; marche incertaine, soubresauts au moindre contact. Il a entendu sa femme et ses enfants pendant la nuit, et, dit-il, on les a fait disparaître dans le poêle. Il ne sait où il est, sensibilité exagérée, tremblement des mains, des jambes, des lèvres, de la langue, voix tremblante, rauque; soif, langue rouge à la pointe, épigastre douloureux, pas de constipation.

Prescription. Bain, potion avec 0,10 centigr. d'extrait gommeux d'opium.

30 avril. Il a dormi un peu la nuit; il a entendu encore sa femme et ses enfants. Il est abattu, oppressé, tousse et crache; douleur au côté dans les grandes inspirations; matité à droite dans le tiers inférieur; râles sous-crépitants fins à gauche; peau chaude, pouls 90. Urine albumineuse.

Prescription. Julep avec 0,15 centigr., kermès, trois pilules avec 0,60 centigr. d'extrait de quinquina.

La maladie suit son cours jusqu'au 20 mai, époque à laquelle Cl... entre en pleine convalescence, l'appétit renaît, les tremblements disparaissent, les allures sont naturelles, les réponses nettes et lucides.

Il reste dans le service une dizaine de jours, promettant de ne plus boire et résolu de redevenir pacifique. Le 5 décembre 1864, il fait sa troisième entrée.

Depuis sa sortie, il avait essayé, mais en vain, de redevenir pâtissier. Il continuait à boire de l'eau-de-vie et du vin; il avait repris son commerce de marchand de vins; il avait eu des hallucinations fréquentes, rats, souris, etc... 15 jours avant son entrée, les excès ont recommencé et il se mit à boire de nouveau de l'absinthe. Il a eu deux crises à deux jours d'intervalles avant son entrée. Perte de connaissance, chute récente, convulsions.

Il est resté 2 mois à Bicêtre et il n'eut pas de crise pendant son séjour à l'asile, excepté le jour même de son entrée.

Mais les expériences de M. Magnan résolvent complétement la question. Voici le résumé de celles dont nous avons été témoin. On injecte à un chien 0,10 centigrammes d'extrait d'absinthe dans la veine crurale, ou bien on lui en fait avaler 4 grammes. Au bout d'un temps variable, très-court dans le cas d'injection, on voit survenir les phénomènes suivants. L'animal tombe subitement; il se courbe en arc dans une sorte d'opistothonos, en proie à une véritable convulsion tétanique; puis, des mouvements cloniques se manifestent avec une grande énergie dans tous les muscles dans ceux de la face, des yeux, des quatre membres. C'est une véritable attaque épileptique, souvent avec prédominance des phénomènes d'un seul côté. Les convulsions cessent graduellement, mais tout n'est pas fini. Le chien est alors plongé dans une véritable stupeur; il a le regard hébété, fixe; quelquefois de véritables hallucinations peuvent être constatées. L'animal s'élance, puis recule, le poil hérissé, les yeux fixes, comme en face d'un ennemi. Peu à peu tout s'apaise, l'état normal reparaît; puis survient une nouvelle attaque analogue à la première.

Il s'agit bien évidemment, non pas d'un accès épileptiforme, mais d'une véritable attaque d'épilepsie avec toutes ses périodes et ses différents phénomènes. Il n'est pas rare de voir l'écume qui s'écoule de la gueule de l'animal se teinter de rouge par suite de morsures de la langue. Les phénomènes se produisent également chez le chat, le cabiai, le pigeon, etc.; l'ablation des lobes cérébraux, comme le fait remarquer M. le Dr Bouchereau, n'empêche nullement l'attaque.

Nous ne voulons pas insister sur ces faits si intéressants. Désormais on ne doit plus confondre, avec l'alcoolisme proprement dit, les phénomènes d'épilepsie qu'on observe chez quelques-uns de ces malades. Ces phénomènes doivent être rapportés à une complication d'ailleurs fréquente de l'alcoolisme et que l'on pourrait appeler l'*absinthisme*. Un mot seulement à cet égard : la liqueur d'absinthe, du commerce et des cafés, ne renfermerait pas d'essence d'absinthe proprement dite, d'après un grand nombre d'auteurs. Évidemment, ils ne se sont pas donné la peine d'aller aux informations ; ils auraient vu qu'elle en contient au contraire des proportions très-notables. De plus, M. Magnan ayant expérimenté avec les autres essences entrant dans la composition de l'*absinthe*, a reconnu que ces substances (fenouil, menthe, badiane, etc.) ne produisent que des effets insignifiants, tout au plus un peu d'excitation. Ajoutons que l'alcool ingéré en même temps retarde notablement les effets de l'essence d'absinthe, sans doute en ralentissant l'absorption (1).

Nous pouvons maintenant étudier l'alcoolisme dégagé de l'*absinthisme*. Nous allons examiner l'alcoolisme aigu, puis l'empoisonnement chronique.

L'*alcoolisme aigu* correspond, à peu de chose près, à l'ensemble des phénomènes désignés sous le nom d'ivresse, bien que cette expression s'applique surtout aux phénomènes cérébro-spinaux. On observe d'abord un sentiment d'exubérance, de plénitude et de satisfaction générales ; les idées sont plus claires, plus vives, la parole ardente et facile, les facultés surexcitées, etc. Il y a là évidemment des phénomènes de congestion encéphalique : j'entends l'hyperé-

(1) Conférences faites à l'asile Sainte-Anne, 1869.

mie vraie, active, artérielle; nous y reviendrons plus loin. Puis se montrent peu à peu, avec toutes les gradations, des phénomènes de dépression et d'abrutissement, dont le dernier terme est le coma apoplectique; on voit alors se produire les phénomènes de l'asphyxie.

Du côté de l'appareil digestif, on note les phénomènes dyspeptiques les plus divers jusqu'à l'indigestion la plus complète, avec évacuations involontaires, relâchement des sphincters, etc.

En cas de mort, on trouve quelquefois des apoplexie méningées et pulmonaires. M. le professeur Tardieu, qui insiste avec raison sur ces faits, a peut-être exagéré leur fréquence en disant que « dans la mort survenue en état d'ivresse, l'apoplexie pulmonaire et l'apoplexie méningée soient des lésions, sinon constantes, du moins fréquentes et presque caractéristiques » (1). Tout cela peut manquer et n'a jamais été rencontré par MM. Perrin, Lallemand et Duroy, dans leurs expériences. En somme, la mort arrive par *asphyxie*, par l'action directe de l'alcool, action que nous étudierons en détail.

L'*alcoolisme chronique* a été dénommé ainsi par Magnus Huss (2). Il est clair d'ailleurs que, si le nom est nouveau, la chose ne l'est pas. L'ivrognerie est vieille comme la vigne, sinon comme le monde, et il est superflu de parler d'Indiens et de Chinois à cette occasion.

Deux grands faits dominent dans l'histoire de l'al-

(1) Cours de médecine légale, 1863.

(2) Chronische Alcools-Krankheiten oder Alcoolis Chronicus ; Stockholm und Leipzig, 1852.

coolisme chronique. Ce sont : d'une part, les *phénomènes cérébro-spinaux*, les troubles de l'innervation ; d'autre part, l'*irritation* et l'*inflammation chronique* des viscères avec tendance à la dégénérescence ultérieure, *dégénérescence* qui peut d'ailleurs se déterminer d'emblée.

A. Les *phénomènes cérébro-spinaux* peuvent être indiqués d'après la classification de Magnus Huss, qui décrit cinq formes de l'alcoolisme :

1° La *forme prodromique*, consistant dans des *vertiges*, des obscurcissements de la vue, des vacillations ; puis survient le *tremblement*, qui se produit surtout le matin, au lever, et principalement aux mains et aux avant-bras. Il existe aussi, sous forme de tremblement *vermiculaire* dans les muscles de la face.

Il est intéressant de se demander à quelle espèce appartient ce tremblement. Il y en a deux modes bien distincts, en général, ainsi que l'a rappelé M. Charcot, dans ses remarquables leçons sur la paralysie agitante et la sclérose en plaques : l'un, *tremblement paralytique*, se produit surtout dans les *mouvements* volontaires ; il semble qu'au moment de la contraction se manifestent la faiblesse considérable et l'incoordination musculaire ; l'autre, *tremblement convulsif*, est forcé, inévitable, constant, existant même dans le *repos*. Cette différence n'avait point échappé au génie de Galien, qui désigne ce dernier sous le nom de *palpitatio*, appelant *tremor* le tremblement paralytique. C'est de ce dernier qu'il s'agit dans l'alcoolisme, et ce fait a une certaine importance ; ce n'est pas de l'excitation, de l'irritation convulsive, mais un phénomène tout passif de faiblesse et de coordination.

Au bout d'un temps variable se montrent les troubles psychiques, les caractères de la *folie alcoolique ;* d'une façon générale, comme le fait remarquer M. Magnan, on peut tout voir, depuis la *manie* la plus furieuse jusqu'à la *stupidité* la plus complète, en passant par la *mélancolie.* Il faut tenir compte des prédispositions et du délire individuel, si l'on peut s'exprimer ainsi, auxquels s'ajoutent les phénomènes alcooliques proprement dits.

Les *hallucinations* si fréquentes ont ceci de particulier qu'elles commencent presque toujours par des *illusions.* Ainsi, pour l'*oreille*, cela commence par des bourdonnements ordinaires ; puis, bientôt c'est une cloche, puis un glas, un enterrement, une émeute, avec le son du tocsin, etc. Pour la *vue*, ce sont des éblouissements, puis des ombres plus ou moins diffuses ; bientôt elles se précisent et alors apparaissent très-nettement des animaux, rats, araignées, etc., qui grimpent le long des rideaux, disparaissent dans la muraille. Aux États-Unis, où l'alcoolisme est si fréquent, on appelle cela *voir le macaque.* Le public a été de suite frappé de la fréquence de ces hallucinations, de ces visions d'animaux qui frappent à chaque instant ces malheureux. Nous ne voulons pas insister ; rappelons encore la *mélancolie suicide*, si souvent observée.

2° La *forme paralytique* se produit insensiblement à la suite des phénomènes précités. Le malade devient de plus en plus faible, incapable de se maintenir debout. En même temps, surviennent les troubles caractéristiques de la sensibilité, tels que *fourmillements, engourdissements*, etc. Il ne faut pas confondre ces phénomènes, dus simplement à l'alcoolisme encore médiocrement avancé, avec ceux de la paralysie générale beaucoup plus intenses, et qui viennent si souvent compliquer les premiers.

3° La *forme hyperesthésique* se manifeste par des douleurs véritables, aiguës, fulgurantes, et dans les parties mêmes qui ont d'abord présenté de simples engourdissements et fourmillements. Les *crampes*, signalées ici par Magnus Huss, sont des phenomènes complexes, mais relevant surtout des troubles de la motilité.

4° La *forme convulsive*, proprement dite, à convulsions épileptiques, doit être notablement restreinte, en raison des faits relatifs à l'absinthe signalés plus haut. Il reste encore, sous ce titre, les manifestations choréiformes de l'alcoolisme, les troubles très-divers de la locomotion qu'on peut observer chez eux, et qu'il ne faut pas confondre avec ceux de l'atonie locomotrice, complication possible.

5° La *forme délirante* ou plus exactement le *delirum tremens*. Il ne faut pas le confondre, comme on le fait quelquefois, avec l'alcoolisme aigu, avec l'ivresse ; il y a naturellement des points de repère. Mais cette forme terrible n'est possible que chez des individus intoxiqués de longue main ; c'est la forme aiguë de l'alcoolisme chronique. Interrogeant plus tard le malade, on peut reconnaître qu'il a eu précédemment des hallucinations, des tremblements ou tout autre phénomène décrit plus haut. Ce délire ressemble d'une façon générale à la méningite ; c'est un délire congestif, un délire d'excitation, coïncidant manifestement ; comme le fait remarquer M. Regnard;

avec une suractivité simple ou inflammatoire de la couche corticale du cerveau. Il y a de plus les phénomènes propres à l'intoxication alcoolique en elle-même, le panophobie, les visions d'animaux, d'insectes, etc.

Un fait que le médecin doit toujours avoir présent à l'esprit, c'est l'apparition si fréquente, et comme provoquée, du *delirium tremens* chez les ivrognes atteints d'une maladie fébrile aiguë. M. le professeur Sée insiste justement sur le diagnostic de ce délire particulier, reconnaissable non-seulement par les commémoratifs, mais surtout par les caractères spéciaux que nous venons de rappeler.

B. Les *inflammations chroniques*, le plus souvent interstitielles, peuvent être observées dans presque tous les appareils.

a. Le *tube digestif* est naturellement des plus exposés. Rien de fréquent comme la gastrite chronique chez les alcooliques, même relativement modérés, et qui en connaissent parfaitement, sous le nom de *pituite*, la désagréable manifestation. Cette gastrite peut se compliquer d'ulcère de l'estomac, soit par le fait des progrès de l'inflammation, soit, croyons-nous, dans beaucoup de cas, par une dégénérescence graisseuse prédominante (1). On peut voir aussi, mais d'une façon beaucoup moins prononcée, les phénomènes anatomiques et symptomatologiques de l'inflammation intestinale. Rappelons enfin que le cancer

(1) Voy. Leudet, Des Ulcères de l'estomac à la suite de l'abus des boissons alcooliques; Rouen, 1863, et Godivier, Recherches sur la pathogénie de l'ulcère de l'estomac. Thèses de Paris, 1869.

de l'estomac est également très-fréquent chez les ivrognes. Tous ces faits sont d'ailleurs simples et résultent de l'irritation directe de la muqueuse.

b. La *cirrhose du foie* (hépatite interstitiel diffuse et chronique) se produit évidemment par le même mécanisme. On connaît son excessive fréquence, si bien qu'en Angleterre cette affection est encore désignée sous le nom de *gin drinker's liver*, foie des buveurs de gin. Nous n'avons qu'à signaler ce fait si connu.

Il paraît de plus que l'hépatite parenchymateuse aiguë a pu être observée dans le cas d'alcoolisme. Ce sont des faits exceptionnels, pouvant d'ailleurs s'interpréter de la même facon que la cirrhose.

Ces différentes manifestations se caractérisent par l'ictère. Mais, en dehors de cela, et sans lésions aussi notables, on constate souvent de l'ictère passager chez les alcooliques. Cet ictère, que M. Lancereaux signale, d'après divers auteurs, dans son article du *Dictionnaire encyclopédique*, nous paraît se rattacher à une explication très-simple, non mentionnée pourtant dans le travail que nous venons de citer. Il s'agit d'un ictère catarrhal, d'une inflammation catarrhale des voies biliaires analogues à celle qu'on rencontre si fréquemment dans le cours des gastrites chroniques ou passagères (embarras gastrique).

Mentionnons pour mémoire les inflammations adhésives du péritoine, des épiploons, signalées dans quelques cas.

c. L'appareil respiratoire. Toutes les inflammations des diverses parties de cet appareil, depuis le larynx jusqu'aux vésicules, ont été citées chez les alcooliques comme déterminées directement par les boissons spiritueuses. Nul doute que la pneumonie n'ait chez les ivrognes une gravité particulière ; on le sait de reste : mais dire que l'alcool cause la pneumonie nous paraît une affirmation gratuite (1).

Son influence sur le développement de la phthisie, ou mieux de la *tuberculose* proprement dite, paraît beaucoup plus probable, sinon prouvée (2). On comprend du reste que, dans ces différents cas, l'alcool puisse agir comme irritant direct, puisqu'il arrive en nature dans les poumons. On sait qu'il produit généralement une *laryngite*, manifestée par la voix rauque et *crapuleuse* bien connue.

d. Le *système nerveux* devient très-souvent le siége d'hyperplasies diverses et incontestables : nous citerons la *pachyméningite*, surtout avec les hémorrhagies méningées qui lui succèdent ; puis aussi l'*encéphalite interstitielle diffuse*, la paralysie générale qui se maintient si fréquemment comme terme et couronnement funeste de l'alcoolisme avec tous ses symptômes si variés que nous n'avons pas à exposer ici.

(1) Consultez :

Stokes, Diseases of the chest ;

Laborderie-Boulon, De la Pneumonie consécutive à l'intoxication alcoolique. Thèses de Paris, 1859 ;

Grisolle, Traité de la pneumonie, 2e édition.

(2) Consultez :

Dr Bell, On the effects of the use of alcoolic liquors on tubercular diseases or in constitutions predisposed to such diseases. Americ. Journ. of med. science, 1859 ;

S. Davis, Report of the influence of alcoolic drinks on the development and the progress of pulmonary tuberculosis. Transactions of Am. med. ars., t. XIII ;

Dr Launay, Union médicale, 1862

L'action irritante locale de l'alcool y est encoro manifeste. Nous verrons plus loin comment il s'accumule et séjourne dans les centres nerveux. On peut observer aussi la sclérose de la moelle, surtout celle des cordons postérieurs (ataxie locomotrice progressive) (1).

Quant à ce qu'on a dit des altérations du système vasculaire, cela est tout à fait problématique, pour la plupart des cas. On a invoqué l'alcoolisme parmi les causes de l'artérite : nous n'en connaissons qu'une avérée, c'est la vieillesse.

C. *Les dégénérescences graisseuses* (stéatose) sont extrêmement fréquentes. Il n'y a pas lieu de s'en étonner, puisque l'alcool peut être rangé, comme nous le verrons, dans la classe des poisons *stéatogènes* de M. le professeur Sée. Le foie en est surtout le siége : après la tuberculisation, c'est dans l'alcoolisme, en tant qu'affection chronique, que l'on observe le plus grand nombre de foies gras. Il s'agit ici de la stéatose simple proprement dite, par distension graisseuse de cellules : fait qu'il ne faut pas confondre avec la dégénérescence et la destruction granulo-graisseuse de ces mêmes cellules qu'on peut observer dans l'hé-

(1) Consultez :

Christian, Étude sur la pachyméningite hémorrhagique; Strasbourg, 1864;

Calmeil, Traité de la folie;

Contesse, Études sur l'alcoolisme et sur l'étiologie de la paralysie générale. Thèse de Paris, 1862;

Magnan, Sur la lésion de la paralysie générale. Thèse inaug., 1867.

patite parenchymateuse, vue quelquefois aussi chez les alcooliques (1).

Pour l'*estomac,* nous pensons qu'un certain nombre d'ulcères chroniques peuvent s'expliquer par la dégénérescence simple, en dehors de l'inflammation.

Le *cœur* est, après le foie, l'organe le plus souvent stéatosé ; c'est d'abord un dépôt de graisse le long de l'artère coronaire, puis toute la surface se couvre bientôt d'une couche graisseuse analogue ; si l'on fait une coupe, on reconnaît la couleur jaunâtre, l'état mou, friable de la substance charnue ; les éléments musculaires sont eux-mêmes altérés, ce n'est pas un simple dépôt interstitiel, et en examinant au microscope on reconnaît qu'un certain nombre de fibres sont devenues granuleuses, granulo-graisseuses, en un mot, ont subi la dégénérescence stéatique complète. On constate aussi par place des hyperplasies du tissu connectif interstitiel, de véritables *myocardites.*

Les *ganglions lymphatiques* subissent la même altération, ils sont entourés de graisse, et souvent ont subi eux-mêmes une dégérescence graisseuse extrêmement prononcée.

Nous ne parlons pas du *rein,* dont les altérations inflammatoires ou stéatiques sont beaucoup plus rares ; nous les discuterons dans les chapitres suivants, en même temps que nous essayerons d'interpréter la

(1) Voy. Addison, Guy's hospital Reports, 1836 ;
Budd, Diseases of the liver ;
Virchow, Pathologie cellulaire, 1858 ;
Frerichs, Traité des maladies du foie.

pathogénie des divers phénomènes de l'alcoolisme. Nous avons ainsi un point de repère et comme une base d'opération pour nous retrouver dans le dédale des actions multiples et si diverses de l'alcool.

CHAPITRE II.

ACTION PHYSIOLOGIQUE DE L'ALCOOL.

« Les alchimistes arabes ont nommé *alcool* le produit inflammable et spiritueux de la distillation du vin ; Arnaud, de Villeneuve, qui vivait à Montpellier vers 1300, connaissait l'esprit-de-vin ; Raymond Lulle enseigna sa rectification par le carbonate de potasse » (1).

Nous n'avons pas autre chose à dire touchant l'historique de sa découverte ; il se peut que les Chinois l'aient employé.

Voici les propriétés principales de l'alcool, dont la connaissance est indispensable pour l'intelligence de ce qui va suivre : ce liquide est un des produits de la fermentation des matières sucrées ; pur (alcool absolu), il est incolore, d'une densité de 0,8 en moyenne, bout à 78. L'alcool rectifié marque 42 à 43° à l'aréomètre de Beaumé, celui du commerce seulement 30 à 36, enfin l'eau-de-vie ne marque guère que 16 à

(1) Würtz, article *Alcool* du Dictionn. encyclopéd. Le mot *alcohol* signifie en réalité *très-subtil* (Littré). En définitive, ce n'est pas autre chose que le synonyme du mot *spiritus*, esprit, sous lequel il est habituellement désigné.

22°. Par l'action de l'oxygène, l'alcool se transforme d'abord en aldéhyde et en acide acétique, puis en acide carbonique et en eau; sa formule est $C^4 H^6 O^2$.

Il importe, avant tout, de ne pas confondre, comme on l'a fait jusqu'ici, l'alcool avec le vin. Ces deux liquides diffèrent autant dans l'application et les résultats que dans leur composition ; le vin ne renferme guère que 10 à 15 pour 100 d'alcool ; en revanche, il contient des éthers, des alcools amylique, butyrique, des huiles essentielles, du tannin, des matières gommeuses et sucrées, des tartrates et phosphates de potasse, de soude, etc. M. le professeur Sée fait remarquer combien il est irrationnel de comparer les effets d'un liquide aussi complexe à ceux de l'alcool, comme on l'a fait jusqu'ici ; on a été jusqu'à l'assimilation complète : or il y a un abîme, comme nous le verrons, entre le traitement d'une pneumonie par l'alcool et l'administration de quelques verres de vin, qui d'ailleurs en renferment très-peu.

Cela posé, nous allons étudier l'action de l'alcool tour à tour sur la peau et les plaies, puis sur le tube digestif, la nutrition, la température et la circulation, la respiration, le système nerveux, enfin les glandes et les organes divers.

§ 1. — *Action topique de l'alcool.*

Il y avait au XIVe siècle cinq sectes principales en chirurgie relativement au traitement des plaies : « Les uns, avec l'école de Salerne, dit Guy de Chauliac, traitent par l'*humide,* c'est-à-dire cataplasmes et émollients ; les autres (ceux de Bologne) traitent par le sec :

or, le type du sec, c'est le *vin;* d'autres, avec Guillaume de Salicet, traitent par l'huile et les corps gras- la quatrième secte est celle des gendarmes et chevaliers de l'ordre teutonique, qui se soignent avec conjurations, breuvages et feuilles de choux. »

« La cinquième secte est celle des femmes et de plusieurs idiots qui remettent les malades de toute maladie aux saints tout bonnement, se fondant sur cela: « Le Seigneur me l'a donné, le Seigneur me l'ôtera « quand il lui plaira; le nom du Seigneur soit béni! « *Amen.* » (1)

On voit que le traitement des plaies par les alcooliques ne date pas d'hier, il remonte même à Hippocrate: aussitôt l'alcool connu, on l'employa; A. Paré parle souvent de pansements exécutés avec l'eau-de-vie mélangée ou non à la térébenthine (2); les chirurgiens des siècles suivants continuèrent, pour la plupart, cette pratique, qui fut à peu près abandonnée dans la première moitié de ce siècle, et remise en honneur tout récemment.

L'alcool agit localement en faisant contracter les vaisseaux; tel qu'on l'emploie dans le traitement des plaies, il n'est pas à un degré de concentration suffisante pour coaguler l'albumine, ou du moins il ne la coagule qu'incomplétement; en somme, il finit par exciter, irriter légèrement les surfaces; une douleur peu vive, et surtout passagère, est ressentie par les

(1) Guy de Chauliac, Chapitre singulier.

(2) A. Paré, édit. Malgaigne, t. II, p. 39. Voy. aussi, pour l'historique du pansement des plaies par l'alcool, P.-A. de Gaujelac, Thèses de Paris, 1864.

malades; puis on remarque, au bout de quelque temps, un aspect rosé, propre, et en général satisfaisant.

Nul doute que ce ne soit un excellent mode de pansement propre à accélérer la guérison ; mais on a été plus loin : certains auteurs ont prétendu que l'on pouvait prévenir ainsi, dans un certain nombre de cas, les complications terribles d'érysipèle et d'infection purulente (pyohémie) et d'infection putride (septicémie). Dans une statistique du service de Velpeau, pour l'année 1865, je trouve, sur 120 opérations, 15 morts par érysipèle, et septicémie surtout. Velpeau fait remarquer que les pansements ont été très-variés, l'alcool a été employé dans la majorité, des cas graves, et les opérés ainsi pansés n'ont pas été plus préservés que les autres : « Du reste, ajoute-t-il ce mode de pansement est au moins aussi inoffensif que les autres, et il y a lieu de persister dans ces essais. »

Je remarque en outre, dans cette statistique, huit amputations guéries, sur huit opérations. Ce fait réuni à ceux que rapporte M. de Gaulejac encouragent évidemment a continuer l'emploi de l'alcool dans le pansement des plaies (2). En empêchant la putréfaction, la décomposition des matières sécrétées, il peut diminuer les dangers résultant de la résorption de ces matières, source réelle de la pyohémie, et de la septicémie.

(1) Velpeau, Traitement des maladies chirurgicales pour l'année 1866. Leçons recueillies par A. Regnard; Paris, 1866.

(2) La destruction des globules de pus signalée par M. Chedevergne et Dubreuil n'a pas l'importance qu'ils lui accordent : le liquide n'en persiste pas moins avec ses propriétés.

§ 2. — *Action sur le tube digestif.*

Elle est très-nette et facile à constater. Nul doute qu'il n'agisse en nature, et les plus fervents adeptes de la combustion de l'alcool dans l'économie ne peuvent prétendre qu'elle ait lieu immédiatement dans l'estomac : de petites quantités seulement subissent la fermentation acétique (1).

A faible dose (un petit verre d'eau-de-vie, deux au plus), il agit comme stimulant, active la sécrétion du *suc gastrique*, et aussi celle de la *salive*. De cette façon, il peut activer la digestion et faciliter la transformation en peptone des matières albuminoïdes. Donc, pris à doses modérées, il est éminemment utile, et les gens qui blâment le *petit verre* de l'ouvrier, ne savent en réalité ce qu'ils disent.

A doses plus élevées, et que nous appellerons toxiques, l'action irritante de l'alcool va jusqu'à l'indigestion. Chez les animaux soumis aux expériences, on voit fréquemment l'ingestion de l'alcool être suivie de vomissements; cependant c'est plutôt l'exception, et le fait ne se produit pas d'ordinaire, quand on a le soin d'attacher les animaux de façon à les tenir debout sur leurs pattes de derrière. Magendie a pensé que l'alcool en arrivant dans l'estomac coagule l'albumine et le mucus qui s'y trouvent. M. Cl. Bernard prétend que l'alcool à haute dose arrête la digestion chez les lapins. La chose est possible : seulement le

(1) Leuret et Lasègue, Recherches physiologiques et chimiques pour servir à l'histoire de la digestion.

sujet de l'expérience est mal choisi, le lapin étant continuellement en digestion (Vulpian).

En somme, *l'irritation* de l'estomac surtout et de l'intestin par l'abus de l'alcool n'est nullement douteuse : nous l'avons constaté chez les alcooliques.

Ajoutons que dans le cas de graisse ingérée, l'alcool à doses convenables peut en favoriser l'émulsion.

§ 3. *Action sur la circulation, la température et la nutrition.*

C'est ici le point capital de la physiologie de l'alcool; c'est là que vont se présenter les plus grandes difficultés, là que nous allons trouver les erreurs les plus graves accréditées par le temps et propagées par la routine.

On ne se demande plus maintenant si l'alcool agit par absorption. Cependant Orfila avait eu cette singulière idée d'attribuer l'ivresse à une action sur les extrémités nerveuses qui réagiraient à leur tour sur les centres, sans intervention de l'absorption : opinion d'ailleurs émise, en 1811, par B. Brodie (1). Magendie a démontré d'une manière irréfragable que l'alcool est absorbé et pénétre dans le sang directement par les veines (2).

L'action de *l'alcool* sur la *circulation* est extrêmement dificile à analyser. Un premier fait à noter, et

(1) Journal de médecine de Leroux, Corvisart et Boyer, 1813.
Voy. aussi : Carpenter, On the use and abuse of alcoolic liquors, 1850;
W. Marcet, Med. Times and Gaz., 1860.

(2) Magendie, Précis élémentaire de physiologie, 1825.

qui résulte de l'expérience journalière, c'est que l'alcool excite les battements du cœur, au début, accélère le pouls, rougit la face, en un mot, active la circulation en général. Les phénomènes d'excitation intellectuelle, d'après les dernières recherches (1), sont surtout en rapport avec l'hyperémie cérébrale active : nul doute que cette hypérémie n'existe au début de l'ingestion de l'alcool à doses non toxiques. Le fait a été constaté d'ailleurs dans les expériences remarquables de A. Samson sur les anesthésiques (2). Il constatait les effets des divers agents sur une patte de grenouille placée sous le microscope. Or, l'alcool, comme les autres anesthésiques, produisit constamment, au début, un accroissement de l'afflux sanguin. Plus tard survient une stase, et finalement, au moment de l'anesthésie, une ischémie compléte.

Il est donc avéré que l'un des premiers effets de l'alcool consiste dans une excitation de la circulation, un afflux sanguin plus considérable : effet qui pourra être unique si la dose est peu considérable, si l'on en supprime rapidement l'administration.

Plus tard, au contraire, avec des doses plus considérables, il y a *ralentissement*, *affaiblissement de la circulation*.

Mais que devient la *température* interne, au milieu de ces modifications, dans la vitesse du courant sanguin? Cette question capitale se rattache directement à celle de la transformation de l'alcool dans le sang :

(1) Voy. Hammond, On Wakefullness; Philadelphia, 1866, et Regnard, Nouvelles recherches sur la congestion cérébrale, 1868.

(2) A. Samson, On the action of anestætics and on the administration of chloroform. Med. Times and Gaz., 1864.

nous sommes conduits à l'examiner en même temps.

Plusieurs auteurs, Magendie (loc. cit.), Ségalas (1), Wasserfuhr (2) avaient émis l'idée que l'alcool doit se retrouver en nature dans le sang; on le chercha et on ne le trouva pas (3). On pensa qu'il devait se rencontrer dans les produits de la respiration (4), dans les sécrétions. MM. Bouchardat et Sandras, Wohler (5), Royer Collard (6), ne purent le constater ni dans l'air sorti des poumons, ni dans l'urine.

On en conclut tout naturellement, que l'alcool se détruisait dans l'organisme. M. Bouchardat et Sandras formulèrent la théorie en vertu de laquelle, subissant la fermentation complète, l'alcool s'oxydait dans l'économie pour en sortir en eau et en acide carbonique. A peine même si l'on daignait faire mention des produits de transition, l'acide acétique et l'aldéhyde. Et ainsi le produit de la distillation du vin fut considéré comme un aliment ternaire et comme un des plus propres à entretenir la chaleur animale : par ainsi, à conserver les forces (7). Disons-le rapidement, car nous y reviendrons plus loin; c'est en vertu de ces

(1) Mémoires de l'Acad. des sciences, 1825.

(2) Rust's Magaz , 1828.

(3) Bouchardat et Sandras, De la digestion des boissons alcooliques et de leur rôle dans la nutrition. Annales de chimie et de physique, t. XXI.

(4) Magendie, Bulletins de la Société philos., 1811. — Tiedmann, Zeitschrift für physiologie, t. I.

(5) Journal du progrès, 1827.

(6) De l'usage et de l'abus des boissons fermentées. Thèse de concours, 1838.

(7) Voy. aussi Liebig, Chimie organique appliquée à la physiologie et à la pathologie, 1852.

données que Todd inaugura le système de médication qui porte son nom.

Tel était l'état de la science et de l'opinion lorsque parut le livre de MM. Maurice Perrin, Lallemand et Duroy (1). A la suite d'expériences variées autant que sérieuses, ces auteurs conclurent à l'élimination de l'alcool en nature, après un séjour plus ou moins long dans le sang et dans divers organes. Pas de transformations, partant pas de combustion : il ne pouvait plus être question de qualités alimentaires quelconques. Nous ne pouvons donner ici une analyse de cet important travail (2) : rappelons seulement que ces expérimentateurs retrouvèrent de l'alcool en nature dans le sang et les organes et ne purent jamais, en revanche, constater ni acide acétique, ni aldéhyde.

L'effet produit fut une stupéfaction mêlée d'enthousiasme. Chose rare, on admit généralement ces faits, si complétement en contradiction avec les opinions classiques. Cela dura peu : le premier moment de stupeur passé, la réaction se fit jour par l'intermédiaire de l'*Union médicale* et de M. *E. Baudot* (3). M. Maurice Perrin avait annoncé, que l'alcool doit se retrouver en totalité dans les sécrétions ou les organes : il était allé trop loin. M. E. Baudot n'en trouva point dans l'urine, au moins pour quelques-unes de ses expériences : car dans d'autres cas, il en constata des quantités notables, fait important pour la théorie de M. Maurice

(1) Du rôle de l'alcool et des anesthésiques dans l'organisme; recherches expérimentales; Paris, 1860.

(2) Dictionn. encyclopéd., art. *Alcool*, 1865.

(3) De l'alcool, de sa destruction dans l'organisme, *in* Union médicale, 1863 et 64.

Perrin. Du reste, M. Baudot, eut tort de conclure de ces expériences, que l'alcool était bien un aliment, comme le veut Liebig : ce qui ne ressort en aucune façon des faits par lui constatés.

Heureusement, des études infiniment plus rigoureuses furent entreprises et menées à bon port par plusieurs élèves de l'Ecole de Dorpat. Dès 1854, Rudolph Maring (1) n'avait pu retrouver dans les organes que l'alcool en nature, jamais ses produits intermédiaires de transformation ; jamais de trace d'acide acétique ni d'aldéhyde. Plus tard, et un peu après MM. Maurice Perrin et Lallemand, Edmond Strauch (2) retrouva également, après la mort, l'alcool en nature dans le sang, le cerveau, le poumon, le foie, la rate et les reins. Enfin, en 1866 parut le travail si remarquable de Hugo Schulinus (3) sur lequel nous devons nous arrêter un instant.

Cet auteur dont les expériences ont été faites sous la direction du professeur Bucheim, constate également la présence de l'alcool dans la plupart des organes ; selon lui, et contrairement à ses prédécesseurs, c'est le sang qui en renferme le plus. Il arrive à ce résultat, que la quantité d'alcool excrétée est toujours minime relativement à celle qui a été absorbée. M. Legras (4) en conclut que Hugo Schulinus peut

(1) De mutationibus spiritus vini in corpus ingesti, diss. Dorpat, 1854.

(2) De demonstratione spiritus vini in corpus ingesti ; Dorpat, 1862.

(3) Ueber die Wirkung des Alcohols. Archiv der Heilk., 1866.

(4) Contributions à l'emploi thérapeutique de l'alcool. Thèse de Paris, 1866.

être regardé comme partisan de l'ancienne théorie. Rien de moins exact, à notre avis : et l'élève de Dorpat s'est d'ailleurs bien gardé d'affirmer une pareille opinion. Tout ce qu'il en conclut, c'est qu'une partie de l'alcool seulement se retrouve dans les excrétions et dans les organes : conclusion infiniment plus scientifique que celle de M. Baudot.

Mais voici que justement, il a paru, à Doprat encore, un travail qui nous paraît résumer et trancher complétement la question en litige. Il s'agit d'un mémoire, que nous ne voyons cité encore dans aucun ouvrage français, et qui est dû à M. Sulzynski et Maryan (1).

Mêlant de l'alcool au sang fraîchement sorti des vaisseaux, ces expérimentateurs en retrouvent beaucoup moins par la distillation que dans le cas où le sang a été mélangé après un séjour d'une certaine durée hors de la veine ; moins encore dans le cas où il était saturé d'acide carbonique. Ils concluent de ce fait, ajouté aux autres résultats connus, que l'alcool subit partiellement une véritable destruction dans le sang, destruction en rapport avec la quantité d'oxygène libre dans les vaisseaux. Le reste s'accumule momentanément ou disparaît en nature, surtout par la peau, le poumon et les reins.

Mais les auteurs de cet intéressant mémoire se gardent bien de faire de l'alcool un aliment d'après ce seul fait de sa destruction partielle dans l'organisme. Ils formulent, au contraire, cette conclusion,

(1) Ueber die Wirkung des Alcohols, Chloroform und Æther auf den thierischen Organismus. Dorpat, 1866, et Canstatt, 1867.

que nous tenons à reproduire : « L'alcool, le chloroforme et l'éther agissent en diminuant l'échange des matériaux, en interrompant les processus d'oxydation par leur action sur les globules rouges : *d'où l'abaissement de la température, l'accumulation de l'acide carbonique* et *les dégérescences graisseuses*, d'où l'impossibilité de considérer ces agents comme nutritifs (1). »

Du reste, depuis longtemps on avait signalé un fait propre à éveiller l'attention des partisans de l'opinion de Liébig et de M. Bouchardat.

Lehman (2), Vierord (3), dès 1845, avaient constaté la diminution de l'acide carbonique exhalé sous l'influence de l'alcool. Ces études furent reprises par divers auteurs, que nous aurons à citer, entre autres par M. Maurice Perrin. Ce dernier reconnut que l'émission de l'acide carbonique diminue sous l'influence des boissons fermentées, et que cette diminution est en raison de leur richesse alcoolique (4). Cette diminution a varié dans les proportions de 5 à 22 pour 100, ce qui vaut la peine qu'on en tienne compte.

Malheureusement M. Perrin en est resté là et n'a pas poussé plus loin ses expériences, surtout au point de vue de la température, ce qui est capital. Il a bien essayé de constater les variations de l'urée; mais il n'est arrivé qu'à des résultats négatifs ou plutôt nuls. Or, dès 1849, un physiologiste éminent, enlevé trop tôt

(1) Loc. cit.

(2) Précis de chimie physiologique animale.

(3) Physiol. des Aliments; Carlsruhe, 1845.

(4) M. Perrin, De l'Influence des boissons alcooliques prises à doses modérées sur la nutrition, *in* Comptes-rendus de l'Acad. des sciences, 1864.

à la science, Bocker, disait de l'alcool : « Qu'il agit en retardant la décomposition organique; il ralentit l'expulsion par l'urine des produits encore utiles à la vie, il diminue l'expiration de l'acide carbonique et fait perdre aux globules du sang la propriété de rougir au contact de l'air (1). » D'autre part, Hammond confirma ces résultats pour ce qui concerne les matières quaternaires. Il constata qu'avec une dose convenable d'alcool et des aliments en quantité médiocre il n'y avait pas de dépérissement sensible. En un mot, *l'alcool à doses modérées est un antidéperditeur;* en diminuant les oxydations, il conserve les tissus. Cela paraît se produire par une action directe sur les globules du sang; il cimenterait l'oxygène avec eux, d'après Bocker. Plus exactement, il les empêcherait en partie de fonctionner, ainsi que cela a été confirmé par le travail cité de Sulzynski et Maryan. Nous verrons plus loin ce qui peut résulter d'une pareille action lorsqu'elle se prolonge.

En somme, étant prouvé que l'alcool diminue les processus d'oxydation, on peut prévoir son action dépressive sur la *température*. Nous l'avons déjà fait pressentir. En 1848, MM. Duméril et Demarquay, dans un travail qui passa à peu près inaperçu, affirmèrent que la chaleur animale peut baisser considérablement, de 9°, dans certains cas, sous l'influence de l'alcool (2).

(1) W. Böcker, Beitraege zur Heilkunde, insbesondere zur krankheits genusmittelund Arzneivirkungs-Lehre. In-8°, 1849. Analysé *in* Archives gén. de méd., 1849.

(2) Duméril et Demarquay, Recherches expérimentales sur les modifications imprimées à la température, etc.; Paris, 1848.

Mais ce sont surtout les travaux d'Édouard Smith (1). qui ont établi d'une façon irréfragable le fait de l'abaissement de la température par l'alcool : « L'alcool, dit-il, augmente la force du cœur, fait affluer le sang vers les parties périphériques : d'où une déperdition de calorique plus considérable à la surface, coïncidant du reste avec une sensation de chaleur plus intense, la peau étant en réalité plus chaude. Il restreint l'alimentation, diminue l'excrétion de l'eau et de l'urée, ralentit l'action de la salive et la digestion des féculents. Il modifie les rapports entre la circulation centrale et la circulation périphérique, et diminue la production de chaleur animale. » Les mêmes résultats ont été constatés par M. Maurice Perrin, qui ne trouve qu'un abaissement de moins de 1°. Enfin, plus récemment encore, MM. S. Ringer et W. Richards ont communiqué à la Société royale de médecine de Londres le résultat de leurs expériences, constatant l'abaissement notable de la température par l'alcool (2).

Un médecin russe, M. Tscheschichin, a confirmé ces résultats. Il a vu chez le lapin, par l'injection de 10 à 15 grammes d'alcool, la température tomber de 38 à 36° 5. Le train antérieur surtout devient turgescent et très-chaud, et la chaleur ainsi perdue contribue au refroidissement intime : néanmoins cette déperdition de chaleur ne joue, selon nous, qu'un rôle assez faible dans l'abaissement réel de la température interne (*Centralblatt*, 1868).

(1) *In* the Médico-chirurgical Transactions, 1856 et 1859; the British poreign Medico-chirurgical Rewiew, 1856; Dublin Medical Presse, 1860; the Lancet, 1861.

(2) Med. Times and Gaz., 1866.

Nous avons voulu répéter ces essais, ce qui n'a pas encore été fait en France, car les travaux de M. Perrin à ce sujet sont empreints d'un caractère vague, l'auteur n'y ayant attaché qu'une importance secondaire. Pour nous, elle est capitale. Nous avons procédé à ces expériences, d'ailleurs très-simples, avec le concours de M. le Dr Regnard. Il nous a semblé que l'application du thermomètre dans le rectum était indispensable pour avoir des données exactes, en raison des modifications de la peau par l'alcool et des pertes de temps qu'entraînent les mesures prises à l'aisselle.

Expérience Ire. — Le 21 mai, à 10 heures 45 minutes, étant à jeun et bien portant, j'ai pris, en une seule fois, 150 gr. de bonne eau-de-vie. Le thermomètre, placé dans le rectum immédiatement avant l'ingestion, marquait 37° 5 exactement.

Une heure après, la température du rectum était de 36° 4. Le thermomètre fut laissé tout le temps nécessaire, plus de six minutes, et retiré alors que toute oscillation avait cessé depuis 3 minutes au moins.

Expérience II. — M. R..... prend à la même heure la même quantité d'alcool, mais en trois fois, à 10 minutes d'intervalle. Le thermomètre marquait 38° dans le rectum au moment de l'ingestion. Il y a, du reste, un léger état de malaise entretenu depuis plusieurs jours par une bronchite légère.

Une heure après, la température rectale était de de 37° 5. Une petite quantité d'urine claire comme de l'eau est rendue à ce moment. Depuis quelques jours et encore un instant avant l'expérience, l'urine du sujet était extrêmement rouge et chargée.

Voilà qui confirme entièrement les données déjà acquises et non contestées.

Il était inutile de pousser les choses plus loin pour établir un fait non controversé ; il était bon de le confirmer.

Nous ferons remarquer, à ce propos, la différence qui s'est produite ici : M. R..... s'est trouvé fort heureusement en proie à un très-léger état fébrile durant en réalité depuis quelques jours, avec anorexie, etc. Chez lui, l'abaissement n'a été que d'un demi-degré. Il est juste de remarquer aussi que l'eau-de-vie fut prise en trois fois.

Chez nous, au contraire, l'abaissement de la température rectale fut de 1°,2. Nous étions en parfaite santé, et, d'autre part, la dose fut avalée d'un seul coup. L'effet produit fut des plus remarquables et des plus nets. Peut-être y aurait-il lieu de croire que la dépression de la température est plus facile et plus rapide chez le sujet sain que chez le sujet fébricitant, ce qui s'accorde d'ailleurs avec la théorie de la fièvre. Remarquons enfin chez M. R..... cette émission d'urine limpide : peut-être l'élimination de l'alcool se produisit-elle plus vite.

Enfin l'observation suivante, des plus remarquables, tranche définitivement et résout la question.

Observation II.

M. le Dr Magnan nous a communiqué l'observation vante, qu'il doit à l'obligeance de M. Duguet, chef de clinique à l'hôpital de la Pitié.

Il s'agit d'une femme âgée de 38 ans, de constitution vigoureuse, qui, le 3 mars 1869, à dix heures du matin, a été apportée à la Pitié, salle Saint-Charles, n° 14, service de M. Peter.

Cette femme, après avoir fait la veille des libations copieuses, s'étant égarée dans la campagne aux environs d'Ivry, avait passé la nuit sous une pluie glaciale et torrentielle. Elle avait été aperçue errante, vers trois heures du matin, par des cultivateurs du pays. A six heures, elle avait été trouvée gisante dans un fossé, froide et complétement sans connaissance. A l'arrivée à l'hôpital, le coma est complet, le refroidissement périphérique considérable, la sensibilité presque nulle, les pupilles resserrées; les bras et les jambes sont animées de mouvements convulsifs, lents, ressemblant à des torsions, ou, mieux encore, à une sorte de reptation dans tous les sens; la force déployée dans tous ces mouvements est considérable; le pouls est plein, régulier, mais peu fréquent. La température, prise avec soin au moment même de la visite, donne 26° à l'aisselle et au vagin. La malade, placée dans un lit et réchauffée à l'aide d'alèzes chaudes, on lui administre des boissons stimulantes; peu à peu les phénomènes convulsifs cessent, la température s'élève insensiblement, et la malade reprend connaissance vers quatre heures et demie du soir. A partir de ce moment, toutes les fonctions se rétablissent avec rapidité, et le retour à la santé se fait complétement, puisque la sortie de l'hôpital a lieu le surlendemain.

M. Hirne, stagiaire du service, a pris la température à divers intervalles depuis la première exploration, qui avait donné 26°.

Voici le tableau de son observation graduelle :

Heures.	Vagin.	Aisselle.
11 h. 30 m.	27°,9	27°,9
12 30	28°,7	28°,6
12 45	30°,4	30°
1 15	30°,9	31°,1
3 15	36°,4	34°,3
4 20	»	36°,3

La première exploration a été faite d'une façon très-précise devant MM. Peter, Duguet, en un mot, tout le service de la clinique.

Telle est, d'une façon générale, l'action de l'alcool sur la température, c'est un dépresseur; sur la nutrition, c'est un antidéperditeur; un médicament d'épargne, selon l'expression de M. Sée.

Mais quand l'usage s'en prolonge d'une façon exagérée, la diminution des processus d'oxydation, qui pouvait constituer une épargne momentanément avantageuse, devient une cause naturelle de dénutrition. Les tissus, incomplétement nourris par un sang en définitive altéré, subissent la mort lente par dégénérescence graisseuse, la *stéatose*. Elle se produit pas un mécanisme analogue à celui de l'intoxication arsenicale, phosphorique, etc., mais beaucoup plus lentement. Les expériences pour le prouver sont toutes faites; elles se réalisent tous les jours sur les malheureux alcooliques, dont les nombreuses nécropsies décèlent, dans un grand nombre d'organes, la stéatose la plus complète. Nous renvoyons au chapitre 1er, où sont exposées en détail les lésions de l'alcoolisme chronique; il est inutile d'en recommencer la description.

On a prétendu récemment que dans l'action de

l'alcool à haute dose, et lorsque se produit l'anesthésie, il y aurait décomposition du *protagone*, substance existant également dans les globules rouges du sang, et dans le système nerveux. Nous reviendrons sur ce fait intéressant à propos de l'action sur le cerveau et la moelle (1). Disons de suite que les globules de graisse constatés à la surface du sang des individus morts en état d'ivresse (Magnus Huss) sont évidemment le résultat de cette altération inconnue de M. Perrin, le dédoublement du protagone en acide oléique, phosphoglycérique, etc.

Nous traiterons incidemment la question de l'influence de l'alcool sur la *respiration*. Cette influence est surtout médiate et doit être étudiée à propos de la nutrition en général et du système nerveux. Pour le premier point, nous avons vu que l'alcool diminue la quantité d'acide carbonique exhalé. Il n'est pas douteux qu'il ne s'échappe en nature, — partiellement, bien entendu, — par le poumon. Il suffit de rappeler cette chose bien simple, oubliée par des savants distingués : l'odeur de l'haleine des ivrognes. Lorsque l'on nous parle de malades ayant avalé des

(1) D'après les recherches les plus récentes, les globules rouges se composent de deux parties : une matière fondamentale ou *stroma*, une *matière colorante*, l'hémoglobine, toutes deux albuminoïdes. Dans le stroma, on trouve : *a*. du *protoplasma* analogue à celui des globules blancs; *b*. la *globuline* (Lecanut, Schmidt); *c*. le *protagone*, découvert en 1866 par O. Liebreich, matière grasse et phosphorée, paraissant formée par le mélange des matières connues sous le nom de *cérébrine* et de *lécythine*. Le protagone se trouve non-seulement dans la substance nerveuse et les globules rouges, mais encore dans le plasma du sang.

doses notables d'eau-de-vie sans que leur souffle exhalât la moindre odeur, nous sommes forcés de croire à une exception inexpliquée ou à une aberration de l'odorat chez l'observateur. Le fait de l'odeur alcoolique de l'haleine ne peut être l'objet d'une discussion sérieuse.

D'après M. Maurice Perrin, l'élimination par le poumon, de l'alcool en nature se continuerait pendant huit heures environ. C'est à cette action irritante locale qu'il faudrait attribuer sinon la fréquence des pneumonies chez les ivrognes, au moins très-probablement leur gravité exceptionnelle. Quant au rhythme des mouvements respiratoires, il est plutôt accéléré au début, comme la circulation; plus tard, ralentissement et embarras pouvant aller jusqu'au stertor : nous y reviendrons à propos de l'étude des modifications du système nerveux.

§ 4. — *Action sur le système nerveux.*

Si nous avons eu quelque peine à débrouiller l'action exacte de l'alcool sur la nutrition et la température, nous craignons d'en avoir plus encore pour ce qui concerne le système cérébro-spinal et ses fonctions. Il ne s'agit plus avec l'ancienne école, de constater simplement les faits et de les accumuler sans les comprendre. La méthode physiologique restituée en France à l'étude des médicaments par notre maître, M. le professeur Sée, exige plus d'efforts et de raisonnement. Un fait capital, et des plus saillants pour le sujet qui nous occupe, c'est la différence des effets produits par la diversité des doses, par leur usage passager ou leur prolongation.

Considérez cet individu aux yeux brillants, au visage animé, à la parole entraînante et facile, pleine de verve et de pétillements ; comparez-le à cet autre à la face livide, étendu comme une brute, sans mouvements et sans connaissance, au milieu de ses déjections. Voilà certes la thèse et l'antithèse, et qui se douterait au premier abord qu'une même substance est la synthèse? « C'est pourquoi, dit M. Sée, je vous répéterai toujours, non pas la forme, comme Bridoison, mais la dose, la dose » (1).

Ce n'est pas à dire qu'il s'agisse là de faits merveilleux. Rien de miraculeux dans l'organisme sain ou malade : toujours les lois physiologiques exagérées ou déviées, mais jamais remplacées par la fantaisie. C'est la grande idée de Broussais et si féconde ; l'état pathologique, ne peut produire de phénomènes vraiment nouveaux. Il nous faut donc chercher en vertu de quel mécanisme et de quelle action *physiologique* l'alcool agit à faible dose sur le cerveau, pour le surexciter, à haute dose pour le déprimer et l'anéantir.

Hammond a reconnu trois modes d'action de l'opium sur les centres nerveux, selon la quantité employée. A faible dose, excitation; à haute dose, sommeil, affaissement; à dose toxique, coma, stertor. Et ce dernier effet ne provient pas de l'action directe et immédiate sur l'encéphale, mais bien de la paralysie des centres respiratoires, de l'asphyxie. La preuve,

(1) Clinique de la Charité, 1869 : leçon sur le traitement de l'asthme et l'action du tabac et de la nicotine.

c'est que la respiration artificielle fait disparaître le stertor et le coma, pour ne plus laisser subsister que le sommeil, comme avec les fortes doses non toxiques (1).

Il y a pour l'alcool quelque chose d'analogue, sinon de tout à fait identique, et il importe de distinguer ses effets sur les centres nerveux selon qu'il est donné : a) *à faibles doses*; b) *à hautes doses*; c) *à doses toxiques*.

a) *A faible dose*. — Il y a véritablement *excitation* cérébrale, augmentation des facultés intellectuelles, loquacité, etc. D'après ce que nous savons de l'état du cerveau pendant la veille, et au moment de l'excitation, d'après les recherches de Durham, de Hammond, de M. Regnard (*loc. cit.*), nous pouvons affirmer qu'il y a hyperémie cérébrale : dans le sens moderne du mot, c'est-à-dire suractivité circulatoire, hyperémie artérielle active. Cela correspond à la première période de l'ivresse; c'est le premier effet produit. C'est donc par l'intermédiaire de la circulation, excitée dans le cerveau comme partout ailleurs, que se produit cette excitation intellectuelle, ce commencement de délire.

L'action sur le cœur est insuffisante à expliquer ces hyperémies locales : il doit y avoir des paralysies directes ou réflexes des vaso-moteurs, d'où les dilatations des artérioles.

b) *A haute dose*. — Il se manifeste alors, comme avec l'opium, comme aussi avec les autres anesthé-

(1) Hammond, On Wakefullness; Philadelphia, 1866.

siques, du ralentissement considérable de la circulation encéphalique. L'individu tombe par conséquent dans ce lourd sommeil qui accompagne l'ischémie cérébrale exagérée, comme le sommeil naturel accompagne une anémie cérébrale relative et normale.

L'observation suivante est, sous ce rapport, extrêmement remarquable et intéressante.

Observation III.

Ingestion d'alcool chez une jeune fille de 15 ans. — Sommeil léthargique sans stertor, avec respiration normale. — Guérison (1).

Une jeune fille de 15 à 20 ans est apportée à l'hôpital général de Birmingham dans un état d'immobilité complète. La température du tronc et des extrémités est normale : l'expression de la face, l'aspect général parfaitement tranquilles et naturels ; pas de lividité, pas de mouvements convulsifs. La respiration est normale, sans stertor : rien de particulier du côté du pouls ni de l'haleine. Les pupilles sont plus dilatées que dans le sommeil normal, mais pas plus qu'elles ne le seraient si la malade était éveillée. Cela est important, parce que l'alcool à doses toxiques produit une dilatation de la pupille, et c'est là sans doute l'origine de celle qui existe actuellement, bien qu'elle ne soit que relative. L'insensibilité est des plus complètes : les attouchements, les piqûres, etc., passent absolument inaperçues.

Pour tout renseignement, on nous raconte que cette jeune fille est domestique, qu'il y a eu une que-

(1) W.-F. Wade, *in* British méd. Journ., 1867, t. I, p. 689.

relle dans sa maison, querelle à laquelle elle n'a pris aucune part; elle n'a pas reçu de coups, n'a été soumise à aucune violence. La nuit dernière, au matin, quand le désordre eut cessé, elle fut trouvée dans l'état où nous la voyons aujourd'hui.

Je crus à une forme comateuse de l'hystérie et j'attribuai cette attaque à la frayeur à laquelle cette jeune fille avait pu être en proie. Cet état se prolongea environ trente-six heures, après quoi la malade s'éveilla, non graduellement, mais tout d'un coup et sans avoir conservé de trouble d'aucune sorte.

Je n'avais jamais observé de symptômes hystériques d'un genre aussi singulier, et j'avoue que l'idée d'une intoxication alcoolique ne me vint pas jusqu'à ce qu'un fait analogue eût lieu chez une jeune servante dans ma propre maison. Elle n'avait jamais présenté de symptômes d'hystérie, et un matin, on la trouva dans son lit en proie à un sommeil ou à un coma pareil au précédent. En même temps j'appris que la veille, en se couchant, elle avait pris 6 à 8 onces de portwine. Quant à l'explication des phénomènes observés, on peut dire que cela tient à l'âge et à la position sociale des sujets.

Voilà un cas d'alcoolisme aigu qui a été pris pour un accès de léthargie hystérique. Le fait prédominant, c'est un sommeil tranquille, quoique infiniment profond, avec anesthésie manifeste. Nul doute qu'il n'y eût dans ce cas une ischémie cérébrale considérable; d'où les phénomènes observés.

L'absence de stertor et de coma véritable montre que l'effet toxique ne s'était au moins que partiellement produit. C'est un cas de véritable hypnotisme. Quelque chose d'analogue se produit lorsqu'on boit certains vins blancs qui vous endorment momentanément, après une excitation très-fugace, sans amener d'ailleurs ni malaise notable, ni indigestion, ni coma véritable. L'âge des jeunes filles précitées, leur inexpérience en pareille matière, peut-être un tempérament nerveux ou hystérique plus ou moins prononcé, expliquent suffisamment l'effet produit dans ces circonstances.

Le fait pratique et que nous retenons, c'est la diminution de la circulation, l'ischémie cérébrale produite par l'alcool à haute dose; nous verrons le parti qu'on en peut tirer dans le traitement de la congestion et du délire. Cela est constaté directement dans les expériences de A. Sanson, déjà citées : à l'ischémie par l'alcool succède une stase momentanée; puis, au moment du sommeil et de l'anesthésie commençante, une contraction des artérioles pouvant aller jusqu'à l'*obstruction complète* (1).

c) A *doses toxiques.* — L'alcool à doses toxiques produit le coma et plus exactement les phénomènes de l'apoplexie en même temps que l'anesthésie qui s'y trouve comprise.

L'individu est dans l'immobilité, avec la face pâle le plus souvent, la respiration stertoreuse, privé complétement de connaissance et de mouvement.

Quel est alors l'effet produit? Il y a persistance même avec exagération de l'ischémie cérébrale men-

(1) A. Sanson, loc. cit.

tionnée plus haut. Cette ischémie paraît généralisée : elle est très-marquée à la face, qui est d'ordinaire pâle et livide. L'état vultueux du visage a été noté par des observateurs aussi peu attentifs que ceux qui l'indiquent dans l'apoplexie ordinaire. Il y a longtemps cependant qu'Abercrombie, parlant de l'attaque d'apoplexie, dit que la face est le plus souvent pâle et décolorée. C'est par suite d'une idée préconçue et en vue du prétendu coup de sang qu'on a parlé de la face vultueuse des apoplectiques. Elle se rencontre dans un certain nombre de cas ; mais c'est un effet secondaire, une paralysie vaso-motrice consécutive et réflexe, comme le fait remarquer M. Charcot (1).

Mais ces phénomènes vasculaires ne sont pas les seuls. Il y a une action directe de l'alcool en nature sur la substance nerveuse. Cette action ne peut être niée après les travaux de MM. Maurice Perrin, Hugo, Schulinus, Sulzynsky et Maryan, qui ont démontré la présence de l'esprit-de-vin dans l'encéphale. Wepfer (1) et d'autres l'avaient déjà mentionnée, mais sans preuves sérieuses. Les expérimentateurs cités plus haut se sont chargés de la donner.

A la longue, il en résulte, comme nous l'avons vu, une irritation prolongée et finalement une encéphalite interstitielle diffuse (paralysie générale). Immédiatement, et dans le cas d'alcool à doses toxiques, il y aurait une décomposition partielle du protagone. Celui-ci serait en partie détruit, non-seulement dans la substance nerveuse, mais encore dans le sang, comme nous l'avons dit. Et cet effet, produit

(1) Leçons sur les maladies du cerveau et de la moelle, 1867.

par tous les anesthésiques, serait bien propre à rendre compte, en partie du moins, de l'abolition des fonctions nerveuses. Ce sont, du reste, des faits tout nouveaux, que nous présentons seulement comme des hypothèses sérieuses, et réellement scientifiques, appelant de nouveaux travaux : il y a là certainement une mine féconde à exploiter.

Quoi qu'il en soit, l'action se prolongeant, non-seulement le sang se charge de plus en plus d'acide carbonique, les globules se paralysent de plus en plus, mais le bulbe directement attaqué, baigné aussi par un sang en état d'anoxémie, cesse de fonctionner, et la morse produit d'ordinaire au milieu des phénomènes de l'atphyxie : c'est le cerveau, comme nous l'avons vu, qui est frappé le premier. A cette dernière période et consécutivement aux anémies artérielles, il se fait tout naturellement des stases veineuses, augmentées encore par l'embarras de la respiration. Alors peuvent se produire des hémorrhagies méningées, des noyaux d'apoplexies pulmonaires, d'ailleurs plus rares qu'on ne l'a dit.

§ 5. — *Action sur les glandes, les parenchymes, etc.*

Foie. — Ce qu'il y a de plus intéressant touchant l'action de l'alcool sur le foie, a été rapporté à propos de l'alcoolisme. L'abus prolongé de l'eau-de-vie amène des inflammations interstitielles (la cirrhose) des inflams mations catarrhales passagères (ictères aigus) en un un mot tous les phénomènes dépendant d'une inhalation longtemps continuée. Il est prouvé en outre que l'alcool s'accumule dans le foie, où on le retrouve facilement. Du reste, cela est surtout du ressort de l'hygiène et de la pathologie et ne nous intéresse pas directement quant à l'action physiologique et immédiate de l'alcool. Il est bon, néanmoins d'être prévenu du fait : de la possibilité d'un ictère catarrhal, du reste peu grave, dans le cas de l'administration de l'eau-de-vie.

La stéatose du foie est également fréquente : nous l'avons constatée, et nous en avons donné plus haut l'explication en parlant des effets sur la nutrition de l'abus prolongé des liqueurs spiritueuses.

Reins. — On ne peut douter aujourd'hui qu'une certaine quantité de l'alcool en nature soit éliminée par les reins. Le fait a été vu, même par M. Baudot, qui cherchait tout le contraire. On comprend donc aussi qu'il se produise à la longue une inflammation, et que la néphrite albumineuse chronique, la maladie de Bright soit fréquente ou au moins possible chez les alcooliques.

Un premier fait à établir, c'est que l'alcoolisme aigu, passager, peut, dans certains cas, donner lieu à l'albuminurie, comme le prouve l'observation suivante:

Observation IV.

Intoxication alcoolique aiguë. — Albuminurie passagère. — Hyperémie hépatique. (M. le Dr Voisin, chef de clinique de M. le professeur Bouillaud (Charité). — Gazette des hôpitaux, 1864, n° 26.)

Au n° 10 de la salle Saint-Jean-de-Dieu, est entré le nommé C..., âgé de 22 ans, ouvrier opticien.

L'avant-veille de son entrée à l'hôpital, il a passé une nuit et une après-midi à boire avec de jeunes conscrits. Il s'est grisé avec du vin chaud. Il est resté couché presque toute la journée du lendemain, et, revenu à lui, il a ressenti de la céphalalgie frontale gravative, des étourdissements et une douleur vive au dedans de la poitrine, au niveau des fausses côtes droites, en dedans de la vésicule biliaire. C'est pour cet ensemble de phénomènes qu'il entre à l'hôpital le 23 février 1864. Il avait éprouvé, dans la nuit du 22 au 23, à quatre heures, un léger frisson et des sueurs.

Lorsque je l'examinai le soir de son entrée, je le trouvai dans l'état suivant :

Face excessivement rouge, vultueuse; conjonctives très-injectées; céphalalgie frontale; ni délire, ni hallucinations; langue blanchâtre à la base, rouge sur les bords et à la pointe; soif vive; un peu d'appétit: selles normales. Moins de douleurs que ci-dessus; les grandes inspirations et la toux l'augmentent. Le foie déborde de deux travers de doigts le rebord des fausses côtes, et cette partie qui fait saillie, correspond au siége de la douleur, la hauteur du foie dans la ligne mammaire correspond à 0,13. L'urine de ce soir est assez colorée ainsi que celle du lendemain matin : elle présente un léger trouble dans le milieu de la hauteur du verre à expérience où elle a été recueillie dès le matin. Traitée par l'acide nitrique, elle donne un précipité blanc, floconneux, cailleboté, très-abondant qui persiste à la chaleur; après l'ébulition, le précipité prend une teinte légèrement vineuse qui devient gris jaunâtre après refroidissement. La peau est d'une chaleur exagérée, le pouls est petit, dépressible, 64 pulsations à la minute. Rien autre chose dans la poitrine que quelques ronchus disséminés : deux crachats séro-muqueux.

Le 24, à 1 heure du matin, un peu de frisson suivi de sueurs qui durent encore. La chaleur de la peau est légèrement exagérée et sa teinte est généralement un peu rougeâtre; langue saburrale, même douleur qu'hier et même état du foie; ventouses scarifiées sur la région du foie (une palette et demie de sang), lavement purgatif, cataplasmes sur l'hypochondre droit; tisane gommeuse et graine de lin.

Le 25, l'urine est un peu safranée. Plus de précipité, ni de coloration particulière, l'acide nitrique produit beaucoup d'effervescence à la surface du liquide. Plus de douleur hypocondriaque, deux potages.

Le 26, la peau est encore moite, sa chaleur est à peu près normale. Les pulsations sont bien nettement frappées (84 pulsations). Appétit, deux potages.

Le 27, Apyrexie complète. Il ne reste qu'une légère moiteur. Le foie ne déborde plus les fausses côtes. Une portion.

Le 29, guérison complète.

Pour ce qui concerne l'albuminurie chronique, la maladie de Bright, les faits paraissent avoir été exagérés. Les Anglais se sont beaucoup occupés de la pathologie des reins. Dernièrement, W. Dickinson (1) ayant examiné 57 individus morts du delirium tremens à l'hôpital Saint-Georges, affirmait que la proportion de maladies des reins se trouva seulement un peu plus

(1) On the pathology and treatment of albuminuria, *in* Dublin quart. Journ. of medical science, t. XLV, p. 86; 1868.

(*only slightly*) grande que chez le même nombre de malades morts alcooliques.

Néanmoins, et laissant de côté toute exagération, il n'est pas douteux que l'alcoolisme ne prédispose à l'albuminurie. Ce que l'on voit souvent dans les reins, comme au foie, c'est la stéatose, et l'on pourrait même, avec M. Sée, faire une classe à part des albuminuries, par dégénérescence graisseuse primitive.

Immédiatement, l'alcool active, comme on sait, la secrétion urinaire. L'eau surtout est rendue en abondance. Nous avons vu que l'urée ne change pas et tend plutôt à diminuer. Les individus non habitués à l'alcool ne peuvent ordinairement garder que très-peu de temps les boissons spiritueuses : la vessie se remplit immédiatement et très-vite et réclame impérieusement une prompte évacuation.

Peau, muscles, etc. — Les différents auteurs que nous avons cités ont presque tous admis l'élimination, par la peau, d'une certaine quantité de l'alcool en nature. Nous avons vu d'autre part qu'il y a, au début et à doses modérées, une suractivité de la circulation périphérique. La température de la peau peut même s'élever notablement : d'où la sensation de chaleur donnée par les boissons alcooliques. Du reste, cette suractivité, en augmentant la déperdition de chaleur à la surface, contribue d'autant à l'abaissement de la température centrale. C'est pour cela aussi que, dans les expériences, il faut, sous peine d'erreur, prendre la température non dans l'aisselle, mais dans le rectum. Ajoutons enfin que cette suractivité n'est que passagère, et fait place ensuite et avec de plus fortes doses à l'anémie et à la pâleur.

Le système musculaire n'est modifié que tout à fait médiatement par l'alcool. Il y a au début une sensation de bien-être et de vigueur, évidemment factice et en rapport avec la suractivité intellectuelle. En réalité, l'individu n'est pas plus fortifié qu'un paralytique général qui, au début de sa maladie, fait de 10 et 15 lieues par jour. Seulement, il y là une anesthésie particulière; et peut-être aussi une disparition de la sensation de fatigue peut être par épargne véritable de l'action musculaire et ralentissement de la combustion interstitielle. Il se forme moins d'acide lactique et aussi la sensation de fatigue peut diminuer en réalité. Nouvelle raison pour approuver, chez le travailleur, l'usage du petit-verre d'eau-de-vie, ou du verre de vin même repété, pourvu que les reprises ne soient pas trop fréquentes.

A la longue, les muscles, comme les différents organes, subissent la dégénérescence graisseuse.

Telle est d'une, façon générale, l'action physiologique de l'alcool. Nous avons essayé d'exposer aussi clairement que possible l'état de la science à cet égard : voici le résumé des faits exposés dans ce chapitre.

Un point de la dernière importance et sur lequel nous appelons l'attention, c'est la diversité d'action dépendant de la différence des doses, et aussi de l'administration passagère ou de l'usage prolongé des liqueurs spiritueuses. Au point de vue de l'application locale, l'alcool est un excellent topique, propre à favoriser la guérison rapide des plaies. C'est en cela surtout qu'il est utile : mais les espérances qu'on avait fondées sur lui pour prévenir l'infection purulente sont évidemment exagérées.

Son action sur le tube digestif est éminemment stimulante, au moins à doses modérées; à haute dose, il produit l'indigestion. Chez les gens qui en abusent d'une façon persistante, il amène la gastrite chronique avec ses divers inconvénients. L'ulcère simple de l'estomac se voit fréquemment chez les alcooliques : il est probable que la dégénérescence graisseuse, la stéatose, joue un rôle dans la production de ces ulcères.

La circulation d'abord excitée par l'alcool est bientôt ralentie lorsque l'on force et prolonge la dose. Comme tous les anesthésiques, il tend à produire, ainsi que l'a démontré A. Sanson, le ralentissement du cours du sang.

Quant aux transformations possibles de l'alcool dans l'organisme, elles sont réelles, ainsi que le prouvent les travaux récents de Hugo Schulinus et de Sulzynski. Mais des quantités notables ne s'éliminent pas moins en nature par la peau, les reins et le poumon : d'autres parties s'accumulent dans certains organes, surtout dans le foie et le cerveau. La décomposition se fait très-probablement aux dépens de l'oxygène libre du sang. Mais, MM. Perrin, Lallemand et Duroy n'ont pas moins raison dans le fond : puisque l'alcool diminuant l'excrétion de l'acide carbonique (Bocker, Perrin), et celle de l'urée (Hammond), ne peut, à aucun titre, être considéré comme un aliment. C'est un anti-déperditeur, un médicament d'épargne. Et la preuve encore qu'il n'est pas un aliment, surtout un aliment respiratoire (Liebig), c'est qu'il abaisse notablement la température. C'est là un fait mis-hors de doute par E. Smith et autres, fait que nous avons pu confirmer dans les quelques expériences entreprises dans ce but avec M.Regnard.

Quant à l'action de l'alcool sur le système nerveux, elle varie essentiellement avec les doses, pouvant aller de l'excitation centrale, produite avec les faibles quantités, jusqu'à l'anéantissement et au coma complet. Nous allons voir maintenant quelles applications rationnelles on peut en faire à la thérapeutique.

CHAPITRE III.

DES APPLICATIONS THÉRAPEUTIQUES DE L'ALCOOL.

Depuis longtemps cet agent a été introduit dans la thérapeutique et employé, il faut bien le dire, à tort et à travers, sans règles ni indications précises. Nous insisterons principalement sur son emploi dans la fièvre et les maladies fébriles, c'est-à-dire sur sa grande et presque unique indication. Puis, nous passerons rapidement en revue les principales maladies dans lesquelles il a été encore administré ; enfin, nous dirons un mot sur son action anesthésique.

§ I. — *De l'alcool dans la fièvre et les maladies aiguës fébriles.*

Historique. — Le vin, sinon l'alcool, a joué un rôle considérable dans la médecine des anciens.

Galien surtout en parle et le recommande en maints endroits : « *Si quis enim interroget dandum ne sit vinum* « *febrientibus respondendum est non nulls dandùm* (1). » Et ailleurs, à propos du traitement de la fièvre quarte : « *Vino utendum est albò e tenui, ac mediocriter calidò* (2). » On pourrait multiplier à l'infini les citations.

Du reste, cet encyclopédiste immense, le génie de la médecine antique, et qui s'était fait de la fièvre une si juste idée, est loin d'être aussi précis pour ce qui concerne le mode d'action du vin, ou plutôt, et en cela il est le précurseur de Todd, il le donne comme tonique, comme fortifiant ; il a cet avantage sur le médecin anglais, que l'indication est exacte : car il donne le vin, chose complexe, et en somme l'alcool à faible dose. Nous verrons qu'administré à la façon de Todd, l'effet est tout autre que stimulant.

Que ce soient les Chinois, les Arabes ou Arnaud de Villeneuve et Raymond Lulle qui aient découvert et distillé l'alcool, ce n'est guère qu'au XIVe siècle que cet agent commence à faire du bruit dans le monde.

Émerveillés de ses effets agréables et stimulants, les médecins ne tardèrent pas à employer ce qu'on appelait dès lors l'eau-de-vie. Hoff Marin (3), Lanzoni (4), Wolf (5), Albrecht (6), dans les éphémérides

(1) Galeni, De Hippocr. et Plat. venetis, lib. IX, chap. 6, prim class. ; Venetiis, 1862, fol. 194, A.

(2) Gal., De Arte curativa ad glauc., lib. I, chap. 11, sexta class., fol. 95, E.

(3) Ephemeridarum Academia naturæ curiosiorum, dec. II, an. II, p. 87, 1683.

(4) Id., centuria III, p. 43, 1715.

(5) Id., dec. II, an. VIII, p. 152, 1590.

(6) Id., dec. II, an. VIII, p. 405.

des curieux de la nature, rapportent quelques observations de fièvres traitées et guéries par l'alcool et le vin. On les trouvera dans l'intéressante thèse de M. Legras (1), à laquelle nous renvoyons ainsi qu'aux éphémérides en question.

Mais bientôt on demeura surtout frappé des terribles effets de l'ivresse et de l'ivrognerie. L'eau-de-vie ne fut plus que l'eau de mort, et à la fin du siècle dernier elle était généralement proscrite de la matière médicale et de la thérapeutique, lorsque parurent Brown et son système. Il faut nous y arrêter un instant : car c'est là le fondement réel et trop négligé des doctrines anglaises actuelles.

Les maladies, suivant Brown, reconnaissent deux grands ordres de causes : la *sthénie*, ou excès de force, *l'asthénie*. Seulement, c'est *l'asthénie* qui prédomine et existe seule dans l'immense majorité des cas d'où l'indication de stimuler et d'exciter le plus possible. L'alcool et le vin devaient évidemment trouver place dans une pareille médication, à raison des idées fausses régnant au sujet du premier de ces agents.

Cela fut de courte durée. On sait comment le Brownisme s'est transformé en Italie, comment Rasori, Tomasini en vinrent à invoquer surtout la sthénie ou le stimulus, comme cause principale des maladies : de là les centro-stimulants et la disparition du traite-

(1) Id., Contributions à l'étude de l'alcool. Thèse de Paris, 1866.

Voyez aussi pour cette partie de l'historique ;

Camerarius, De Potu aquarum ardentium; Tubingen, 1699.

Alberti, De Spirituum ardentium usu et abusu diatetico; Halay, 1732.

Roc, An aqua vita aquia mortis? Thèses de Paris, 1745.

ment alcoolique. La pratique de Broussais en dehors de l'extrême importance de ses idées philosophiques, n'était pas faite pour changer cette médication.

En réalité, et quoi qu'il en soit des opinions de Graves (1), Stokes (2), Spilsburg (3) et autres, c'est R. B. Todd (4) qui réhabilita l'alcool et le fit rentrer honorablement dans la matière médicale et la thérapeutique. Seulement, cela eut lieu comme nous le verrons, en vertu de principes absolument erronés, et avec une ignorance absolue de l'action réelle de l'alcool. Son exemple fut rapidement suivi en Angleterre par F.-E. Anstie (5), A. Flint (6), Beale (7); Béhier (8) en France, etc. Ses principaux contradicteurs furent surtout en Angleterre, Symonds (9), Gairdner (10), Bennetti (11), Wilks (12), Viliamson (13), etc.

(1) Clinique médicale.

(2) Researches on the state of the heart, and the use of wine in typhus fever, *in* Dublin Journ. of med. science, 1839.

(3) Wine in acute bronchitis. 1839.

(4) Clinical Lectures, on certain acute diseases; London, 1860.

(5) The alcohol question, *in* London medic. Rewiew, etc., 1862.

(6) Clinical Reports on pneumonia, *in* North-American med.-chir. Rew., 1861.

(7) Remarks on depletion and stimulation, etc., *in* British med. Journ., 1863.

(8) Clinique médicale, 1864, et article *Alcool*, *in* Dictionn. encycloped., 1865.

(9) Medic. Times and Gaz., 1860.

(10) Facts and conclusions in to the use of alcoolic stimulants in typhus fever, *in* the Lancet, 1864.

(11) On the treatment of pneumonia by restoratives. The Lancet, 1865.

(12) Tiwelwe cases of typhus and typhoïd fever treated without stimulants, *in* the Lancet, 1865.

(13) Clinical Remarks on the use of stimulants in fever, *in* the Lancet, 1865. Voyez, pour plus de détails, la thèse de M. Ginigeot; Paris, 1867.

« L'alcool, dit Todd, agit primitivement sur le système nerveux pour lequel il a une affinité spéciale. Il soutient la chaleur animale, concourt à la calorification, fortifie l'action du cœur et supplée les substances combustibles. Il ne produit jamais de dépression secondaire de la force vitale, si ce n'est quand la dose ingérée est trop considérable, et alors il agit en troublant les fonctions digestives. » Et comme, suivant lui, et après Brown, les maladies aiguës et la fièvre sont surtout des états passifs, asthéniques, nécessitant la stimulation, le soutien de la force vitale, l'alcool, ainsi caractérisé, remplit admirablement l'indication.

Or, il n'y a qu'un malheur : c'est que l'alcool ainsi recommandé par Todd, produit justement les effets tout contraires : c'est un dépresseur, un sédatif de la température et des fonctions nerveuses. Et c'est à ce titre qu'il est justement utile dans les maladie fébiles : mais pour le prouver, connaissant l'action réelle de l'alcool, il nous faut maintenant établir la nature de la fièvre et dire en quoi elle consiste.

De la fièvre. — Notre intention n'est pas de présenter un historique complet de la question. Cela demanderait un mémoire entier, presque un volume. Nous ne pouvons cependant nous empêcher de citer l'opinion de Galien : « Febres vero accensunt simul vitæ principium sequuntur, et ex quodam veluti *fervore* atque *incendio sanguinis* oboriuntur. Quum autem sanguis plane exustus fuerit, ejus residuum pus efformatur, quemadmodum in lignis combustis cinis,

(1) Galien, Hippocr, aph, et Galeni in eos commentarii, II.

quare per id tempus tum febres cessant, præsertim quum pus excretum fuerit, utpote jam materia consummata, et inflammatorio calore extincto. » Ce génie incomparable avait deviné l'essence même de la fièvre qui n'est autre chose que l'incendie, la combustion de l'organisme, sinon l'incendie du sang.

Après lui c'est un temps d'arrêt, qui semble d'abord indéfini : bien plus, c'est un recul. Nous ne parlons pas des auteurs du moyen âge, qui jusqu'à la Renaissance ne font que répéter Galien, et encore en le défigurant. Ainsi Fernel, un auteur du XVIe siècle, définit la fièvre : « Febris est calor præter naturam e corde in omne corpus effusus (1). » Le cœur est de trop.

Mais que dire ensuite des théories de Stahl, d'Hofmann, même de Boerhaave, sinon que le point de vue véritable, l'objectif réel, était perdu. La fièvre redevient avec les hippocrates modernes, avec ce Sydenham tant surfait, un effort de la nature pour expulser le principe morbide : un je ne sais quoi de providentiel pour expulser quelque chose d'inconnu, « qui ne dit point son nom, et qu'on n'a pas revu, » comme la nourrice de Joas. A la fin du siècle dernier, on arrive à compter plus de soixante-quinze espèces de fièvres, y compris l'*epiale*, et l'*assode*, la *hongroise*, l'*horrifique* et l'*hémitritée*, sans compter la synoque putride, et aussi l'imputride, la *stercorale*, la *dépuratoire* et la *subintrante* (2) !

Ce chaos fut un peu débrouillé par Pinel, puis par

(1) Fernelii Ambiani, universa medicina. Pathologiæ, liber IV, de Febribus, c. I, fol. 321, 1679.

(2) V. l'Encyclop. de Diederot et d'Alembert, art. *Fièvre*, 1770.

l'école anatomo-pathologique et M. Louis. Mais c'est à Broussais que revient surtout la gloire d'avoir fait définitivement disparaître l'entité fièvre du cadre nosologique : la fièvre ne fut plus pour lui qu'un résultat de l'inflammation. Comme la fièvre péripneumonique avait fait place à la pneumonie, la fièvre synoque céda le pas à la gastrite. En cela, il se trompa encore, il alla trop loin; mais le grand pas était fait. Il ne s'agissait plus que de reconnaître, à côté des fièvres inflammatoires, des maladies fébriles par intoxication miasmatique.

La découverte des nerfs-vaso-moteurs par Cl. Bernard fit subir un nouveau retard à la solution du problème. La chose parut extrêmement simple. La fièvre ne fut plus qu'une paralysie généralisée des nerfs vaso-moteurs, avec dilatations vasculaires, élévation de la température, etc. « Si j'ai réussi à me faire comprendre, s'écrie l'auteur d'une thèse remarquable (1) sur la matière, il m'est facile de démontrer, comme un simple corollaire, que la fièvre, bien loin d'être un symptôme d'hypersthénie, de suractivité, est l'effet d'une véritable faiblesse, et que tous les phénomènes qu'elle présente peuvent s'expliquer par le relâchement des vaisseaux. » Cela pouvait se dire encore en 1865 : M. Gingeot a pu même l'imprimer dans sa thèse intéressante qui date de 1867. Aujourd'hui, on ne peut plus ignorer les travaux qui se sont produits de l'autre côté du Rhin et ont tranché la question dans un tout autre sens. La théorie même de

(1) De Barrel de Pontevès, Des nerfs vaso-moteurs et de la circulation capillaire. Thèse de Paris, 1864, n° 132.

M. Traube (1), plus ingénieuse et plus compliquée n'est plus admissible. Ce professeur supposait que, dans la fièvre, par excitation directe ou réflexe du centre vaso-moteur, il y aurait contraction de toutes les artérioles, surtout dans le réseau cutané. Alors, afflux du sang à l'intérieur avec phénomène de frisson suffisamment expliqué par le resserrement des vaisseaux de la peau. Puis, après cette contraction, paralysie, et alors chaleur externe, sueur. Par malheur, la fièvre, dans un grand nombre de cas, ne débute pas par le frisson. La théorie pèche alors par la base. Enfin les expériences récentes de MM. Breuer et Chrobach ont montré que la présence des nerfs n'était nullement nécessaire à la production de la chaleur et par conséquent de la fièvre (2).

C'est en 1862 que Billroth eut l'idée de rechercher si l'injection dans le sang de certaines substances ne pouvait pas amener cette élévation de la température, qui caractérise la fièvre. Ses expériences (3) furent confirmées par celles du regretté Otto Weber. Ne pouvant insister, nous donnerons seulement la conclusion du travail de ce dernier :

1° Le pus, la sérosité du pus et la sérosité putride, introduits sous la peau, dans la plèvre, ou directe-

(1) Zur Fieberlehre, in Allgem. med. Centralzeitung, 1863 et 1864.

(2) Breuret Chrobach, Zur Lehre vom Wundfie ber, in Medizinische Jahrbücher, Band XIV, 1867. Voyez aussi la thèse de M. Béal, Étude critique sur la fièvre traumatique, Paris, 1868.

(3) Beobachtungsstudien über Wundfieber und accidentelle Wundkrankheiten. Langenbeck's Archiv, 1861, 1864 und 1867.

ment dans le sang, sont pyrogènes (*fiebererregend*): l'élévation de la température commence rapidement et atteint souvent son maximum dans la première heure.

2° Cette élévation de température est indépendante de l'inflammation locale.

3° Il se produit aussi, une élévation de température dans les inflammations simples ou traumatiques, même ne suppurant pas.

Mais voici le fait le plus remarquable : O. Weber, ayant injecté dans le sang d'un chien bien portant, celui d'un chien *fébricitant*, produisit la fièvre (1).

En somme, ce qui caractérise la fièvre, c'est essentiellement l'élévation de la température; tout le reste est accessoire. Cette élévation de température est inévitablement liée à l'exagération des processus d'oxydation : ce qui le prouve encore, c'est l'augmentation de l'excrétion de l'urée, et *la perte de poids double de celle qui est due à l'inanition simple*, qu'on observe dans la fièvre (O. Weber).

On peut donc dire que la fièvre est une toxémie, ou, si l'on veut, le résultat d'une toxémie. Maintenant, l'empoisonnement peut venir de deux sources ; ou d'une inflammation, d'une plaie, en un mot de l'organisme primitivement souffrant, — ou d'une intoxication, de la pénétration d'un miasme, tel que celui de la fièvre intermittente, de la typhoïde, ou le virus de la variole, etc. Nous allons étudier successivement l'action de l'acool dans ces différentes maladies fébri-

(1) O. Weber, Experimentelle Studien über Fieber, Piemie und Septicemie; in Deutsche Klinik, 1865.

les, et nous prendrons pour type des premières la pneumonie, dans laquelle il a surtout été employé.

De la pneumonie. — Le nombre de cas dans lesquels on a administré l'alcool, est aujourd'hui considérable. Les résultats sont généralement favorables, et nous n'avons aucune raison pour nous inscrire en faux contre les allégations des auteurs. Où nous différons, comme on va le voir, c'est sur l'interprétation.

Un premier fait, qu'il nous importe d'établir, c'est l'action sédative, dépressive de l'alcool sur la température et sur le pouls, par conséquent. Or, cette action est manifeste, palpable. Elle n'est nulle part mieux établie que dans l'observation suivante, empruntée à l'un des élèves de M. Béhier, M. le Dr Gingeot. Que l'on veuille bien remarquer d'abord les doses relativement considérables d'alcool ; il s'agit d'une petite fille de 13 ans.

Observation V.

Pneumonie. — Traitement alcoolique. — Guérison.

Martin (Louise), âgée de 13 ans, cartonnière, née à Romans (Drôme), demeurant rue du Faubourg-du-Temple, n° 25, entrée à l'hôpital le 9 février 1865 (salle Sainte-Catherine, n° 51).

Grande, fortement constituée, ordinairement bien portante, cette jeune fille a eu ses règles pour la première fois il y a huit jours ; l'écoulement menstruel a duré vingt-quatre heures et n'a été accompagné d'aucun malaise. Pas de maladie héréditaire dans sa famille ; rarement malade elle-même (variole à 1 an et demi, dont on voit quelques cicatrices sur ses lèvres et sur son nez; entérite il y a quelques mois, à la suite d'une indigestion de fruits). Vit dans de bonnes conditions hygiéniques.

Vers la fin du mois dernier, la malade fut prise d'un rhume à la suite d'un froid aux pieds prolongé. D'abord son indisposition parut sans gravité : elle toussait à peine et crachait un peu, quand elle fut prise, le 6 février, d'une vive douleur ayant son siége dans le côté gauche, augmentant dans la respiration et mettant obstacle à la toux. Le 7, survenait une expectoration de crachats jaunâtres; le 8, les crachats contenaient du sang en abondance et la douleur devenait de plus en plus vive. La malade prit alors le lit et reçut la visite d'un médecin qui conseilla de la transporter à l'hôpital.

Le 10. On la trouve dans l'état suivant : céphalalgie frontale, tête lourde, insomnie. Pommettes colorées. Bouche amère et pâteuse. Langue couverte d'un enduit blanchâtre, rouge à la pointe et sur les bords. Anorexie, soif vive. Creux épigastrique un peu douloureux à la pression. Selles régulières. Urines plus rouges qu'à l'état de santé. Rien d'anormal du côté du cœur. Pouls à 104. Peau chaude. Peu de transpiration. Douleur de côté un peu moindre que les jours précédents, siégeant à gauche, en dehors de la région précordiale. Crachats adhérents, rouillés et striés de sang pur; expectoration assez difficile. Toux fréquente. 44 respirations par minute. Dyspnée très-notable. La percussion fournit une matité légère en dedans et au-dessous de l'omoplate gauche; l'auscultation révèle dans le même point un souffle profond, doux, sensible surtout dans l'expiration, et une bronchophonie à peine appréciable; quelques râles sonores et muqueux sont irrégulièrement disséminés dans les deux poumons. La malade se plaint d'une grande faiblesse et paraît, en effet, assez prostrée. — Gomme sucrée; potion avec 100 grammes d'eau-de-vie; 4 bouillons.

Le 11. Forces manifestement relevées. Physionomie moins abattue. Pommettes moins rouges. Un peu de sommeil cette nuit. Plus de céphalalgie ; moins de pesanteur de tète. Langue bien moins sale. Léger appétit. Creux épigastrique moins sensible. Pas de garde-robe. Urines moins rouges et plus abondantes. Pouls à 88. Peau bien moins chaude. Pas de transpiration. Moins de toux. Crachats moins rouillés et contenant moins de sang. Expectoration plus facile. Dypsnée moindre. 30 respirations par minute. Souffle un peu moins distinct. — 2 bouillons et 2 potages: le reste *ut suprà*.

Le 12. La prostration reparaît. La céphalalgie est revenue, ainsi que la pesanteur de tête et l'insomnie. Facies assez rouge. Langue plus sale. Anorexie ; soif plus vive. Creux épigastrique douloureux à la pression. Une garde-robe régulière. Urines sans coloration anormale, mais moins abondantes qu'hier. Peau sèche et plus chaude. Pouls à 112. Dyspnée plus grande. 60 respirations par minute. Souffle et matité plus prononcés. Peu ou point de râles. La malade prétend avoir eu froid aux reins dans le courant du jour. — Même prescription.

Le 13. Nuit très-agitée. Trois selles liquides accompagnées de quelques coliques. Crachats plus adhérents, plus rouillés et contenant une plus grande quantité de sang. Le souffle est maintenant tubaire et règne accompagné de bronchophonie et de matité dans toute la hauteur du poumon gauche en arrière, sauf à l'extrême base. En ce dernier point, on trouve une matité prononcée, un affaiblissement du murmure respiratoire et une légère égophonie. La malade se dit très-faible; toutefois elle peut se mettre sur son séant sans qu'on l'aide, et se maintient assez bien dans cette position. — Gomme sucrée; potion avec 150 gr. d'eau-de-vie.

Le 14. Nuit calme; sommeil paisible depuis neuf heures du soir jusqu'à quatre heures du matin, interrompu seulement à deux reprises pour l'administration de la potion. Pas de céphalalgie; pas de pesanteur de tête. Meilleure expression de la physionomie. La bouche est humide et a cessé d'être amère. La langue, également humide, est blanche à la partie moyenne. Soif moindre. Plus de diarrhée; plus de coliques; une selle régulière. Urines à la fois moins rouges et moins abondantes. Pouls à 88. Peau plus souple et bien moins chaude. Pas de transpiration. Moins de toux. Crachats toujours rouillés, mais sans mélange de sang pur. Dyspnée bien moins marquée. 48 respirations par minute. Souffle bien moins sec et mélangé de quelques râles de retour. Bronchophonie moins éclatante. Râles sibilants disséminés dans les deux poumons. Faiblesse beaucoup moins considérable. — Même prescription.

Le 15. Nuit excellente. Facies normal. Langue moins blanche. Appétit. Peu de soif. Selles régulières.

Pouls à 60. Peau souple et sans chaleur exagérée. Transpiration abondante pendant la nuit. Une légère épistaxis a eu lieu hier dans la journée. Peu de toux. Douleur de côté presque nulle. Crachats peu rouillés, moins visqueux. Pas de dyspnée. 36 respirations par minute. Souffle très-doux, plus marqué dans la partie supérieure de son étendue. Les forces se relèvent rapidement. — Même prescription.

Le 16. Hier, dans la journée, une légère épistaxis a eu lieu. Sommeil excellent. Transpiration continue. Crachats blancs ou jaunâtres. 30 respirations par minute. Matité à peine sensible. Souffle presque nul et borné à la partie supérieure de son étendue primitive. Etat général excellent. — Potion avec 100 gr. d'eau-de-vie; le reste *ut suprà.*

Le 17. Pas d'épistaxis nouvelle. La douleur de côté n'existe plus. 28 respirations par minute. Transpiration peu abondante.

Le 18. Plus de transpiration. Plus de toux. 26 respirations par minute. L'auscultation ne révèle plus qu'un peu de rudesse du murmure respiratoire dans les points où le souffle a siégé. — Potion avec 80 gr. d'eau-de-vie; une portion.

Le 19. Deux portions.

Le 21. La rudesse du murmure respiratoire a disparu. — On supprime la potion alcoolique.

Le 24. La malade se lève et reste hors du lit de midi à cinq heures.

Le 26. La marche est facile et s'accomplit sans titubation.

5 mars. Départ pour la maison de convalescence.

Le 10, on donne 100 grammes d'eau-de-vie. Le 11, on note: pouls à 88 (aulieu de 104 la veille), *peau bien moins chaude*, urine moins rouge, etc. Le 12, réapparition des accidents, comme avant: le pouls est à 112. Le 13, c'est encore pire: 150 grammes d'eau-de-vie. Le 14, l'amélioration est considérable; le 17, le pouls est à 60.

Que s'est-il produit? sinon l'action sédative attribuée en général au tartre stibié, l'abaissement de la température, la *diminution de la fièvre*. Voilà quelle est ici le véritable rôle de l'alcool, rôle en parfait accord avec ce que nous savons de son action physiologique, telle qu'elle a été exposée plus haut. Tout le reste est accessoire. Le grand point chez un individu en proie à une fièvre intense, c'est de faire tomber cette fièvre qui le tue et en réalité le consume. C'est là le véritable moyen pour lui rendre ses forces ou mieux la santé, en dehors de toute action stimulante ou soi-disant telle. Voilà ce que n'ont pas vu Todd, pas plus que ses élèves anglais ou français, et ce que nous sommes heureux de mettre en lumière, d'accord ici avec notre maître, M. Sée, avec la pratique et la méthode physiologique et rationnelle, dont il ne faut jamais se départir.

Quant à l'action de l'alcool sur le délire de la pneumonie et des maladies fébriles en général, voici ce que nous en pensons. « Dans la fièvre, dit M. Regnard, par le seul fait de l'accélération de la circulation, celle du cerveau est activée comme dans tous les autres organes. C'est à cette suractivité, à cette hyperémie qu'il faut rapporter le délire des fièvres les moins compliquées, telles que celui de la pneumonie par exemple. L'augmentation de la température du sang doit jouer aussi un rôle dans la production des phénomènes. » (*Loc. cit.*, p. 67.) L'alcool à hautes doses agit en produisant l'anémie cérébrale : d'où la cessation du délire. Pour ce qui concerne la température du sang, nous y reviendrons à propos des fièvres dites malignes.

Ce mode de traitement a été appliqué non-seulement dans la pneumonie, mais encore dans la pleurésie, où il est moins nettement indiqué, à cause de la moindre intensité de la fièvre en général et du caractère subaigu de l'affection. Il y aurait lieu de l'employer dans d'autres maladies fébriles, peut-être dans le rhumatisme articulaire aigu : cependant, remarquons-le en passant, dans cette dernière affection, la température s'élève rarement très-haut, à cause des sueurs profuses et de la déperdition de chaleur qui en résulte.

On a parlé beaucoup, à ce propos, de la tolérance des malades pour l'alcool. On a cité des jeunes filles, de bonnes religieuses, novices dans l'usage des liqueurs fortes, et qui n'en étaient pas autrement incommodées. Peu nous importe cette question d'habitude ou d'inexpérience, qui ne peut d'ailleurs être tranchée. La soi-disant tolérance est ici ce qu'elle est ailleurs. « Elle consiste d'ordinaire, dit M. le professeur Sée, dans la non-absorption des médicaments à cause de l'inertie, de la paralysie des organes. Donnez de l'émétique à haute dose à un pneumonique en état de dyspnée et d'asphyxie : l'absorption ne se fait pas. Donnez à des cholériques des grammes d'opium ; ils ne l'absorbent pas. Mais vienne la période de réaction, le rétablissement de la circulation, et le malade périt empoisonné en même temps que guéri. C'est ainsi que s'explique aussi l'antagonisme de l'opium et de la belladone : c'est une soi-disant tolérance, en vertu de laquelle l'individu empoisonné par l'opium et asphyxié, avale sans les absorber des doses énormes de belladone, quitte à en périr ensuite, en cas de rétablissement des fonctions » (1).

En ce qui concerne l'alcool, il est remarquable que les habitants du Nord en général, et en particulier les Anglais, en supportent des doses considérables. Autrefois on trouvait cela tout simple : l'alcool étant regardé comme un aliment respiratoire, était directement recommandé aux habitants des pôles. Et on ne voyait pas pourquoi les Esquimaux n'auraient pas préféré l'eau-de-vie à l'huile de poisson et aux graisses. Il y a là d'abord, une affaire d'habitude, d'accoutumance. Puis les sécrétions et surtout celle de l'urine étant plus active dans les pays froids, l'alcool s'en va plus facilement. Enfin, l'inconvénient réel pour les pays chauds, c'est son accumulation dans le foie, organe si susceptible dans les climats tropicaux. Remarquons d'ailleurs que le foie des Anglais n'est point exempt de ces épreuves : *gin drinker's liver*, foie des buveurs de gin, tel est chez eux le nom de la cirrhose.

Fièvres intermittentes. — On sait de quoi il s'agit dans la *malaria*. Le miasme maremmatique, quel qu'il soit, s'emmagasine dans la rate, et de là détermine périodiquement des poussées, des exagérations du processus d'oxydation, en un mot la fièvre.

(1) Sée, Cours de thérapeutique, 1868, et Chronique médicale de la Charité, 1869, inédits.

M. le professeur Sée a exposé d'une manière très-complète les phénomènes qui caractérisent l'accès (*loc. cit.*). Déjà une demi-heure avant le frisson, il y a élévation de la température, comme l'avait déjà vu au siècle dernier de Haën, le prédécesseur de Stoll à l'école de Vienne. En une demi-heure, la température monte de 2°; en deux heures, elle peut atteindre 41°,5. L'individu ainsi échauffé à l'intérieur, éprouve à la surface une sensation de froid bien explicable, par l'interversion relative des rapports. Très-rapidement, il ressent cette douleur qui va commencer le frisson. Par l'action réflexe et aussi par l'action directe d'un sang trop chaud sur les nerfs vaso-moteurs, il va se produire une excitation générale. *a*) Excitation des vaso-moteurs: contraction des artérioles de la peau, nouvelle cause de refroidissement, *pâleur mortelle*, à moins que les veines ne soient pleines de sang, d'où stase veineuse, *cyanose*.—*b*) Excitation et tumulte du cœur qui bat d'une façon désordonnée.—*c*) Excitation des *nerfs moteurs*, d'où chair *de poule*, *claquement des dents* (nerf maxillaire inférieur), *face grippée*, (nerf facial), tremblement général et recroquevillement, *dyspnée*, *voix cassée*, etc.

A l'excitation succède comme toujours la détente, le relâchement; la chaleur centrale se répartit à la surface (stade de *chaleur*).

Puis, en raison de la dilatation vasculaire générale et superficielle, sueur, évaporation considérable, refroidissement interne et guérison (stade de *sueur* ou de déclin). Le thermomètre en deux ou trois heures redescend de 41°,5 à 37°,5.

Nous avons vu plus haut que Lanzoni, Albrecht et

d'autres avaient employé l'eau-de-vie avec succès dans le traitement de la fièvre intermittente. Cela fut généralement abandonné. En 1860, seulement, M. Jules Guyot (1) vanta de nouveau l'alcool dans la malaria. M. Burdel (2), puis M. Hérard (3) insistèrent aussi sur l'action de l'eau-de-vie pour enrayer l'accès même commencé. Il y a là un fait très-réel, vu plusieurs fois, et confirmé encore par l'observation suivante qui nous a été communiquée par M. le Dr Regnard.

Observation VI.

Mme X....., demeurant rue des Écoles, contracta, en septembre 1868, une fièvre intermittente des plus tenaces après un séjour de deux semaines dans le Limousin. Rentrée à Paris, les accès se continuèrent avec une grande intensité d'abord, de plus en plus faibles ensuite, mais tellement persistants qu'aujourd'hui (mai 1869) on ne peut affirmer la guérison parfaite; le type était double-tierce. Le sulfate de quinine fut donné à plusieurs reprises, le vin de quinquina prodigué. La fièvre s'arrêtait, puis reparaissait huit, quinze jours après, etc.

A plusieurs reprises, au moment où l'accès débutait, nettement caractérisé pas un frisson extrêmement intense et prolongé, j'administrai l'alcool, sous

(1) J. Guyot, De l'emploi de l'alcool comme méthode abortive des fièvres d'accès. Union médicale, 1860.

(2) Burdel, De l'emploi des spiritueux dans le traitement des fièvres palustres. Idem, 1862.

(3) Hérard, De l'utilité des boissons alcooliques au début des fièvres intermittentes. Gazette des hôpitaux, 1861.

forme de cognac, à la dose de 100 grammes (en deux fois, à dix minutes d'intervalle). L'accès fut toujours notablement diminué, deux ou trois fois presque complétement supprimé, de sorte que la malade, ordinairement forcée de s'aliter, put vaquer à ses occupations ordinaires.

On ne peut alléguer la diminution progressive et naturelle des accès, d'autres se montrèrent postérieurement avec la plus grande intensité, l'alcool n'ayant pas été donné.

Cette observation mérite d'ailleurs d'être donnée dans tous ses détails lorsque la guérison pourra être considérée comme complète. Outre cette persistance singulière d'une fièvre intermittente simple se prolongeant à Paris près d'une année, il y a eu, sous l'influence de l'oxychlorure de sodium, une diminution considérable du volume de la rate. Ce médicament fut administré sur les indications de M. le Dr Pardessus (de la Motte-Beuvron), qui me dit en avoir retiré des effets merveilleux dans le traitement des fièvres rebelles de la Sologne.

On voit, d'après cela, quels services peut rendre l'alcool dans le traitement de la malaria. Il ne faut pas espérer extirper la fièvre; son action paraît être essentiellement passagère, antipyrétique, directe et rapide; son emploi est extrêmement simple, et en attendant la cure radicale, les malades peuvent souvent, sinon toujours, supprimer ou atténuer considérablement les accès en avalant un verre à bordeaux de rhum ou de cognac au moment où le frisson commence à les saisir.

Pyohémie. — Nous la plaçons à côté de la fièvre intermittente, parce qu'elle s'en rapproche au point de vue de la marche de la température. La cause de l'incendie, l'étincelle qui met le feu à la maison, ce n'est plus ici un miasme végétal, extrinsèque, c'est une plaie, une ulcération, un miasme ou mieux un virus intrinsèque provenant de l'organisme même en désintégration. En face d'une ascension thermométrique pouvant aller aussi de 37 ou 38, à 41° 5 en quelques heures, il faut évidemment songer à l'alcool. Voici un fait d'une extrême importance à cet égard :

OBSERVATION VII (1).

Je dois citer l'observation que j'ai recueillie d'une femme qui, au troisième jour de sa couche, avait été prise de frissons, lesquels continuaient, malgré le sulfate de quinine, jusqu'au quatorzième jour. Ce matin-là, à la visite, nous la trouvâmes en proie à un de ces frissons violents qui font trembler le lit des malades ; la face terreuse, jaunâtre, était profondément décomposée. Le pronostic le plus fâcheux était porté. 100 grammes d'eau-de-vie administrés firent cesser le frisson et tomber la fièvre. Le moyen fut continué : à peine quelques frissons parurent-ils, encore à intervalles irréguliers; les forces revinrent, et tout finit par l'ouverture d'un vaste phlegmon dans le rectum.

Nous oserons, à l'encontre de M. le professeur Béhier, appeler cette observation *pyohémie*, faute d'une autre étiquette. Il y a eu certainement là des bouffées d'infection purulente doublement expliquées par l'éclat

(1) Béhier, Dict. encyclop., article *Alcool* (thérapeutique).

puerpéral et par l'abcès en formation dans le bassin. C'est pourquoi nous appelons l'attention de tous sur un cas dont M. Béhier n'a peut-être pas fait ressortir toute l'importance : l'alcool à haute dose devrait être essayé et administré plus souvent dans l'infection purulente, où l'on se contente de l'appliquer en lotions sur la plaie, ce qui ne remplit pas le but le moins du monde. Plusienrs chirurgiens donnent avec raison l'alcool à leurs opérés ; la fièvre traumatique est ainsi combattue.

Fièvre de l'angiocyolite suppurée et fièvre uréthrale. — L'angiocholite calculeuse suppurée est,comme on sait, l'inflammation des canaux hépatique et cholédoque et des voies biliaires, des voies hépatiques. Monneret a bien décrit cette maladie, mais sous le nom impropre de *cholécystite*. Il survient une altération de la bile, de petits abcès multiples et des ulcérations des canaux biliaires; puis, comme phénomènes symptomatiques, des frissons suivis de fièvre, de véritables accès de fièvre intermittente, accès en différant, du reste, non-seulement par la cause, mais par l'irrégularité des périodes. C'est évidemment la bile altérée, mêlée au pus, qui, résorbée, produit ces accidents. Il y aurait lieu, croyons-nous, d'essayer l'alcool dans le traitement de ces accès fébriles, qui surprennent d'autant plus qu'ils sont plus irréguliers dans leur périodicité.

Les accidents dits de *fièvre uréthrale,* sont évidemment du même ordre. Il y a là non pas de l'ammoniémie, bien que ce mot soit employé, mais résorption de différents matériaux mal connus, de désintégration : frisson et fièvre. Nous disons que ce ne peut être l'ammoniaque qui produit ces accidents, puisqu'il diminue au contraire la température, comme l'a montré Billroth. Là encore nous croyons que l'alcool pourrait rendre des services, et nous nous proposons de l'employer à l'occasion.

Fièvre typhoïde et fièvres éruptives. — Nous ne pouvons évidemment exposer ici tous les faits intéressants et de découverte récente relatifs à ces maladies. La tâche serait facile cependant; nous n'aurions qu'à suivre M. le professeur Sée dans le très-complet et très-lucide exposé qu'il en a donné à son cours de thérapeutique (1868) et tout récemment à la clinique de la Charité. Nous lui emprunterons seulement les faits indispensables à connaître pour l'application rationnelle de l'alcool au traitement de ces fièvres.

Il faut tout d'abord établir une dichotomie indispensable et des plus naturelles. D'une part, ces fièvres peuvent être plus ou moins graves ou bénignes, mais au moins régulières et d'apparence normale; d'autre part, elles peuvent présenter les caractères de la *malignité*.

C'est surtout dans les fièvres éruptives et particulièrement dans la scarlatine et la variole que l'on observe ces divers caractères. Or, qu'est ce qu'une fièvre maligne, qu'est-ce que la malignité? Est-ce un mot vide de sens, ou correspond-il au contraire à une réalité?

On peut, avec M. le professeur Sée, réduire à deux les formes des fièvres malignes (1). Les unes sont caractérisées par des *phénomènes cérébro-spinaux*, les

(1) Clinique médicale de La Charité, avril et mai 1869.

autres par des *hémorrhagies*. Laissons de côté pour le moment les fièvres hémorrhagiques qui n'ont pas trait à notre sujet.

Les *phénomènes cérébro-spinaux* caractéristiques des fièvres malignes, consistent, comme on sait, en des alternatives d'excitation et de dépression, de délire furieux et de coma, d'ataxie et d'adynapmie : tout cela comparable aux effets de l'excitation considérable et prolongée des nerfs et du système nerveux. Nous croyons avec M. Sée, avec M. Liebermeister (1), que ces faits sont le produit direct de l'élévation considérable de la température.

Lorsqu'on élève la température d'un animal à 41, 42° dans une étuve, on voit survenir des phénomènes analogues, nous devons presque dire identiques à la fièvre : agitation, accélération du pouls, puis prostration, mort.

Qu'on veuille bien ne pas confondre avec la chaleur sèche. Des individus ont pu demeurer quelque temps dans des fours chauffés à plus de 50° et parfaitement secs; la réfrigération se produit en raison directe de cette température énorme, par la peau et le poumon. Mais que l'air soit saturé de vapeur d'eau rendant la réfrigération impossible, il en sera tout autrement : la température interne s'élèvera à 41, 42° et on a vu des individus succomber de cette façon dans un bain trop chaud (Charcot).

Pour l'animal dans l'étuve, il succombera au moment où sa température dépassera de 5° son taux normal : l'oiseau à 47°, l'homme à 42°. Nous savons en

(1) Liebermeister, Ueber die antipyretische Wirkung der Chinin. Archiv für klin. Med., 1867.

effet que l'homme ne peut dépasser la température de 42° dans les maladies sans que la mort survienne. La mort paraît arriver par le dédoublement de la fibrine musculaire du cœur, par une coagulation de la myosine, une véritable rigidité cadavérique anticipée ; et si bien cadavérique, que, dans ce cas, le retour à la vie est impossible.

Sous l'influence d'une élévation considérable de la température, le système nerveux subit une excitation considérable, bientôt remplacée, comme toujours, par une dépression : à 40° déjà le phénomène se produit; à 41°, nouvelle excitation suivie d'une nouvelle dépression et ainsi de suite.

Et ainsi, la *malignité* pour ce qui concerne les phénomènes cérébro-spinaux, n'est rien autre chose que l'excès de la température.

Maintenant, pourquoi cet excès? Il peut tenir évidemment à une prédisposition individuelle. Mais il tient très-probablement aussi à la nature du virus, du poison. Qui empêche d'admettre que, suivant telles circonstances de production, de nature, il soit plus énergique dans certains cas que dans d'autres : du moment qu'il agit en élevant la température, on comprend qu'il l'élève plus ou moins suivant ses propriétés *pyrogènes* plus ou moins prononcées, quoique analogues. Ne voyons-nous pas à chaque instant des épidémies de fièvres typhoïdes extrêmement bénignes et légères à côté d'autres à mortalité effroyable? Sans connaître le *modus faciendi* exact, il ne répugne point d'admettre des degrés dans la nocuité des virus.

Quoi qu'il en soit, et jusqu'à plus ample information, l'alcool ne paraît pas suffisant dans les cas de malignité, d'élévation considérable de la température. Nous pensons, avec M. Sée, que l'hydrothérapie surtout est indiquée en pareil cas.

Au contraire, dans les fièvres typhoïdes et éruptives non malignes, il pourra rendre dans certains cas de réels services, quoi qu'en dise Gairdner (1) et le Dr Wilks (2). Tweedie (3), cite au contraire un certain nombre de fièvres continues qui avaient été améliorées et même guéries par l'alcool. Quant aux faits du Dr Wilks, ils sont comme non avenus ; cet auteur cite, en effet, 11 guérisons de typhus abdominal sur 12, obtenues sans le secours des stimulants : c'est ainsi qu'il désigne l'alcool. Or, le pouls n'a pas dépassé 100 pulsations dans tous ces cas, la température 98° Fareinheit (?) : soit 37°, 2 environ (dans l'aisselle probablement). Dans tous les cas, il s'agissait de fièvres légères.

L'alcool pourra être employé aussi pour abaisser la température dans le cas de variole, de scarlatine non maligne, mais à fièvre cependant assez marquée, M. Béhier dit l'avoir employé plusieurs fois avec succès dans l'*érysipèle.*

§ 2. — *De l'emploi de l'alcool dans les maladies du poumon, des centres nerveux, etc.*

La plus grande et la meilleure part de notre tâche est terminée. En dehors des maladies fébriles et des

(1) Gairdner, Facts and conclusions as to the use of alcoholic stimulants in typhus; in The Lancet, 1864.

(2) Wilke, Twelve cases of typhus and typhoïd fever, treated withouth stimulants, in The Lancet, 1863.

(3) Tweedie, On the the of stimulants in treatment of continued fever. The Lancet, 1860.

applications chirurgicales déjà étudiées, l'emploi de l'alcool est plus souvent banal, irrationnel, aussi mal justifié par la pratique que contre indiqué souvent par la théorie.

La *phthisie* a été dans une certaine mesure traitée par l'alcool. Cela reposait sur le soi-disant rôle d'aliment respiratoire attribué aux liqueurs fortes. A petites doses, il peut n'avoir pas d'inconvénients : pas de grands avantages, jusqu'à plus ample information. M. le Dr Tripier (1) l'a préconisé contre les vomissements des tuberculeux. Le fait, comme le remarque M. Sée, est ici complexe, et le succès ne suit pas toujours une pareille pratique.

Il n'en est pas de même des *vomissements de la grossesse*. L'alcool a été employé avec succès : il paraît agir en activant, comme nous l'avons vu, la sécrétion du suc gastrique.

On l'a donné d'une façon toute empirique, et sans savoir pourquoi, contre les accès d'asthme : c'est une pratique évidemment insignifiante pour ne rien dire de plus.

Le *choléra*, personne ne l'ignore, a été et est encore actuellement traité par l'alcool, et souvent à haute dose. Magendie a surtout préconisé cette méthode dès 1832 : depuis elle a été généralement appliquée (2).

(1) A. Tripier, De l'eau-de-vie dans la phthisie. Bulletin de thérapeutique, 1864.

(2) Voyez Martin-Lauzer, Journal des connaissances médico-chirurg., 1854.

Jules Guyot, Union médicale, 1849 et 1860.

Louis Lefort, Du traitement du choléra chez les enfants et notamment de la période algide, par les alcooliques. In Revue de thérapeutique méd.-chir., 1854.

Nous ne voulons pas insister : mais il est clair que cette pratique, fondée sur un empirisme grossier, n'a pas porté les fruits qu'on en attendait, tant s'en faut. Que quelques verres de vin de Champagne, surtout quelques cuillerées de rhum ou d'eau-de-vie, soient utiles pour réveiller la circulation périphérique, cela est possible. Mais que l'on fasse avaler à un cholérique des verres de rhum à n'en plus finir, voilà ce que condamnent à la fois la pratique et la théorie. Que fait-on autre chose que réfrigérer encore un malheureux, dont la température est déjà déprimée au delà de toute expression.

On sait d'ailleurs quels succès suivent ces absorptions de verres de rhum réitérées. Heureusement, dans la plupart des cas, l'effet produit est nul de tous points : et cela, en vertu de cette fameuse tolérance sur laquelle on s'extasie, et qui n'est rien autre que le manque d'absorption du médicament pour cause d'asphyxie. Nous nous sommes déjà expliqué sur ce point.

Plus sérieux est l'emploi de l'alcool dans les *hémorrhagies*. C'est principalement dans celle de la matrice qu'il a été préconisé, par les Anglais d'abord, puis en France par plusieurs médecins (1). On l'a donné non-seulement à l'intérieur, mais aussi en lavement. M. le professeur Pajot cite un cas où il est parvenu à arrêter une métrorrhagie des plus graves. Il faut admettre, dans ces cas-là, l'ischémie habituelle produite par les alcooliques à haute dose.

(1) Ingleby, A practical treatise on uterine hemorrhagy. London, 1832.

L. Williams, British med. journal, 1858.

Debout, Bulletin de thérapeutique, 1859.

M. Legrand, Union médicale, 1860.

Quant au fait de M. Faure (1), cité par M. Béhier, d'un *purpura hemorrhagica* des plus graves guéri par l'ivresse, il a besoin d'être confirmé. On conçoit à la rigueur la tendance à la diminution des hémorrhagies, toujours par le fait de la contraction vasculaire. Néanmoins, l'alcool ne peut être considéré que comme un hémostatique de second ou de troisième ordre, auquel on devra préférér, dans presque tous les cas, le perchlorure de fer.

Les affections du *système nerveux* ont été aussi soumises à la médication alcoolique. Le *délire*, comme nous l'avons vu, peut être enrayé par l'alcool à haute dose : nous croyons que, dans l'immense majorité des cas où il a été employé, il s'agissait d'un délire par hyperémie artérielle, suractivité circulatoire. L'alcool comme l'opium à haute dose, le fait disparaître en produisant l'ischémie cérébrale. Ce sont des faits sur lesquels nous avons suffisamment insisté : nous n'y reviendrons pas, d'autant que le délire fébrile est presque le seul qu'il faille traiter ainsi : il y a là, du reste, une action double. Dans le *délire aigu*, puis dans le délire non fébrile de la *manie*, dans les hallucinations, tous phénomènes en rapport avec l'hyperémie cérébrale active, l'emploi de l'alcool est dangereux à cause de l'excitation du début sur un cerveau primitivement malade.

Le *tétanos* aurait pu être guéri par l'alcool, au dire de certains médecins. M. Béhier fait remonter cette pratique jusqu'à Hippocrate qui dit, parlant du tétanos : « On fera boire au malade du vin fort de Crète... Si

(1) Faure, Gazette des hôpitaux, 1861.

cela ne suffit pas, broyez dans du vin de la racine de bryone et le daucus de Crète(1). » Ce vin fort de Crète ne nous paraît nullement comparable à l'alcool quant à ses effets : nous avons vu ce qu'il faut penser de ces assimilations de l'alcool au vin, surtout quand celui-ci apparaît comme excipient de la bryone et du daucus. Mais l'alcool, dans des temps infiniment plus modernes, a été donné par plusieurs auteurs et on a cité des cas de guérison (2). Dans l'état actuel de la science et en présence de la fève de Calabar, ce traitement nous paraît devoir être laissé de côté, au moins jusqu'à nouvel ordre.

Enfin, négligeant l'application de l'alcool à l'empoisonnement par l'arsenic, nous rappellerons qu'il a été employé quelquefois pour produire l'*anesthésie* dans les opérations chirurgicales. L'indication était naturelle et les effets ont été satisfaisants dans certains cas : on l'a laissé de côté cependant, et avec raison, pour l'éther et le chloroforme. Ajoutons que l'alcool est un véritable anesthésique, agissant à la façon de ces deux dernières substances.

Nous renvoyons à ce que nous avons dit à propos de l'action physiologique.

(1) Du régime dans les maladies aiguës. Trad. Littré, t. II, p. 471.

(2) C. Badwind, in The American journal of medical science, 1823.

Wilson, The Lancet, 1845.

Hutchinson, Dublin med. presse, 1862.

Stapleson, The Lancet, 1845.

Collis et Wilmot, in Dublin med. presse, 1862.

RÉSUMÉ.

1. L'alcool exerce sur l'organisme une action très-complexe, variable surtout avec les doses et suivant l'application passagère ou prolongée.

2. Topiquement, il irrite et stimule les parties, facilite la guérison des plaies, diminue les hémorrhagies, et constitue un mode de pansement favorable, bien qu'il n'ait pas d'action particulière et spécifique contre l'infection purulente et la septicémie.

3. Il est stimulant du tube digestif, augmente la production du suc gastrique; à dose toxique, il produit l'indigestion, les vomissements et la diarrhée; à dose prolongée, la gastrite chronique, et prédispose à l'ulcère simple par dégénérescence graisseuse.

4. Il excite la circulation à faible dose; à haute dose, il la ralentit.

5. Il est décomposé en partie dans le sang: des quantités relativement faibles, mais très-réelles, s'en vont par la peau, le poumon et les reins; d'autres s'accumulent dans les organes, surtout le foie et le cerveau.

6. La décomposition se fait très-probablement aux dépens de l'oxygène libre du sang. Du reste, l'excrétion de l'acide carbonique, celle de l'urée, sont diminuées : à la longue, les organes subissent la dégénérescence graisseuse.

7. Il est donc impossible de le considérer à aucun titre comme un aliment. A doses modérées, c'est un antidéperditeur, ou médicament d'épargne.

8. Il abaisse relativement, et d'une façon incontes-

table, la température. Cet abaissement a été d'un degré au moins dans nos expériences, et par l'ingestion de 100 grammes seulement d'alcool. Il peut être beaucoup plus considérable dans les cas pathologiques.

9. Sur le système nerveux, il produit, à faible dose, l'hyperémie cérébrale et l'excitation ; à haute dose, l'ischémie et le sommeil hypnotique ; à dose toxique, l'anesthésie, puis la paralysie du bulbe et l'asphyxie.

10. Il agit sur les viscères et parenchymes en les irritant ; à la longue il produit la dégénérescence graisseuse. Il excite les fonctions de la peau.

11. L'alcool est surtout indiqué dans les maladies fébriles aiguës, soit dans les phlegmasies comme la pneumonie, soit dans les fièvres intermittente, typhoïde et éruptive. Il agit directement, ce que n'avait pas vu Todd, en abaissant la température ; c'est un antipyrétique direct. Il y aurait lieu de l'essayer dans la fièvre périodique due à l'angiocholite suppurée et aux lésions uréthrales.

12. Il doit être administré à la dose de 100 grammes par jour au moins, si l'on veut obtenir un abaissement notable de la température. Dans les cas pressés, il faut le donner d'un seul coup, à l'état de cognac ou de rhum purs, ou en deux fois, à dix ou quinze minutes d'intervalle. En cas de calorification exagérée, comme cela se produit dans les fièvres malignes, on doit lui préférer l'hydrothérapie qui agit plus énergiquement. De nouvelles recherches sont à faire à cet égard.

13. Le rôle de l'alcool dans les hémorrhagies, l'asthme, le tétanos, est tout à fait secondaire et insignifiant.

14. Dans le choléra, son usage à haute dose est

condamné à la fois par la pratique et par le raisonnement.

15. Il peut agir directement contre le délire par hyperémie cérébrale, qui est le plus ordinaire, en produisant l'ischémie du cerveau. Toutefois, on doit borner surtout son emploi au traitement du délire congestif fébrile, où l'effet produit est double, et par conséquent des plus efficaces.

FIN.

Paris. Typ A. Parent, rue Monsieur-le-Prince, 31.

www.ingramcontent.com/pod-product-compliance
Ingram Content Group UK Ltd.
Pitfield, Milton Keynes, MK11 3LW, UK
UKHW020310220726
13923UKWH00003B/1069

9 782019 263980